栄養科学シリーズ NEXT
Nutrition, Exercise, Rest

栄養教育論実習

片井加奈子・川上貴代・久保田恵／編　第2版

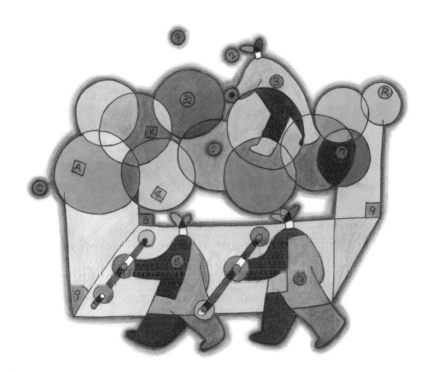

講談社

シリーズ総編集

木戸　康博　京都府立大学　名誉教授
宮本　賢一　龍谷大学農学部食品栄養学科　教授

実験・実習編担当委員

岡崎　　眞　畿央大学健康科学研究所　客員研究員
片井加奈子　同志社女子大学生活科学部食物栄養科学科　教授
加藤　秀夫　県立広島大学　名誉教授
桑波田雅士　京都府立大学大学院生命環境科学研究科　教授

執筆者一覧

荒尾　恵介　安田女子大学家政学部管理栄養学科　准教授（1.1～1.3）
井上里加子　岡山県立大学保健福祉学部栄養学科　助教（3.8）
大西　律子　中部大学応用生物学部食品栄養科学科　講師（2）
沖田　千代　西九州大学健康栄養学部健康栄養学科　非常勤講師（3.3）
奥村　仙示　同志社女子大学生活科学部食物栄養科学科　准教授（5.4, 指導案Ⅵ, コラム4）
片井加奈子＊　同志社女子大学生活科学部食物栄養科学科　教授（1.1～1.3, 1.5, 3.2, 3.4, 3.5, 5.1, 指導案Ⅲ）
川上　貴代＊　岡山県立大学保健福祉学部栄養学科　教授（4, 5.3, コラム2）
北村　真理　武庫川女子大学食物栄養科学部食創造科学科　教授（3.2）
國井　大輔　十文字学園女子大学人間生活学部食物栄養学科　特任教授（5.2, コラム3）
久保田　恵＊　岡山県立大学保健福祉学部栄養学科　教授（3.8, 指導案Ⅰ, Ⅱ, Ⅳ）
小林ゆき子　京都府立大学大学院生命環境科学研究科　講師（3.6, 3.7, コラム1）
小松　啓子　福岡県立大学　名誉教授（3.1）
近藤（比江森）美樹　高知県立大学健康栄養学部健康栄養学科　教授（4.1, 指導案Ⅶ, Ⅷ, コラム8）
東山　幸恵　愛知淑徳大学食健康科学部健康栄養学科　教授（コラム7）
平松　智子　元岡山県立大学保健福祉学部栄養学科　准教授（指導案Ⅴ, コラム6）
布施　晶子　名古屋市役所子ども青少年局保育部保育運営課（コラム5）
吉本　優子　京都府立大学大学院生命環境科学研究科　准教授（1.4）

（五十音順，＊印は編者，かっこ内は担当章・節など）

http://www.kspub.co.jp/ よりワークシートをダウンロードできます．

第2版まえがき

　2010年に初版を出してから早や5年が経とうとしています．その間に管理栄養士・栄養士を取り巻く環境は急激に変化しています．社会システムの変革はもちろん，管理栄養士・栄養士の専門領域の認定制度など私たち自身が変わろうとする時期が来ています．このような管理栄養士・栄養士の業務の多様化，専門化が進む中で，私たちは科学の進歩と社会の変化に的確に対応する力が求められています．日本栄養士会は「国民のために役に立てる能力を身につけること」，「知識・技術，倫理面で信頼できる専門職であること」を目的に管理栄養士・栄養士が「栄養の指導」の専門職として各領域で必須とされるスキルを習得し，専門知識・技術の習得と実践力をつけ，学習者（対象者）の状況にかかわらず一人ひとりに応じた適切な栄養の指導ができるように生涯教育の改革を行いました．このように私たちは生涯学び続けなければいけません．これは一見すると苦しいことのようですが，実は自分自身を高めていけるチャンスであり楽しい学びに変えることができます．

　栄養教育論実習では，このような生涯の学びの基礎となる項目を網羅し，学生の皆さんの今までの学びを有機的に結びつける工夫をしました．この学びの中で，関連する専門科目の学習を意識的につなげて，栄養教育を受ける個人や集団についての諸問題（栄養・食事に関わる問題）をアセスメントした後，その状態を判定（診断）して改善計画を立て，効果的な手法や媒体を用いて栄養カウンセリングやコーチングなどを実施し，そして評価する，すなわち栄養ケア・マネジメント（栄養ケア・プロセス）に沿って疾病の予防・治療に貢献できるよう様々な基礎となるスキルを学び，実践的に展開できる能力を習得することを目指します．

　ここでいう能力とは（1）学習者の情報を把握して栄養・食に関わる問題が判る力，（2）栄養教室や相談・面接の組み立てと準備（実施）ができる力，（3）学習者の状況ややる気に応じてコミュニケーションをとりながら正しい情報が提供できる力，（4）他者と情報共有できるよう解説や報告ならびに意見交換できる力，（5）栄養教育の評価を正しく理解する力，（6）管理栄養士・栄養士（プロフェショナル）として倫理観を持って信頼できる教育（支援）ができる心構えです．

　そこで本書では，学生のみなさんが管理栄養士・栄養士業務全体の見通しを持ちやすいように，実際の栄養業務の流れに沿った構成としました．基礎編では，栄養評価，食事計画，学習方法，媒体（教材）作成および行動科学理論，コミュニケーションに関する実習を，応用編ではさまざまな学習者や場面を想定した栄養教育シュミレーション実習を組み込みました．そして，随所にコラムなどをちりばめ，臨場感を体験できるよう工夫をしました．これらの多岐に渡る実習内容は限られた時間内にすべて習得することは困難です．そのため各校の到達目標やねらいに沿って柔軟に活用できるよう，さまざまな課題から自由に選択できる形式にしました．また，学生の皆さんは，実習しなかった部分については，本書を情報源として活用することで，栄養教育に関する活発なグループディスカッションなどを行っていただきたいたいと思います．そして，栄養教育論実習を学ぶ仲間や教員とのコミュニケーションを通して管理栄養士・栄養士としての気づきやセンスをさらに磨いて欲しいと切に望みます．

　　　2015年1月

編者　片井加奈子
川上　貴代
久保田　恵

栄養科学シリーズ NEXT
【実験・実習編】の新期刊行にあたって

　「栄養科学シリーズNEXT」は，"栄養Nutrition・運動Exercise・休養Rest"を柱に，平成10年から刊行を開始したテキストシリーズです．平成14年度からはじまった現在のカリキュラムや教員配置により，管理栄養士養成教育は大変改善されました．また，平成21年には，特定非営利活動法人日本栄養改善学会により，管理栄養士が備えるべき能力に関して「管理栄養士養成課程におけるモデルコアカリキュラム」が策定されました．本シリーズではこれにも準拠するべく改訂を重ねています．

　この度，NEXT草創期のシリーズ総編集である中坊幸弘先生，山本茂先生の意思を引き継いだ新体制により，時代のニーズと栄養学の本質を礎にして，「栄養科学シリーズNEXT」の一つとして「実験・実習編」を引き続き刊行していくこととなりました．管理栄養士の業務は，「栄養の指導」です．「栄養の指導」は，「食事管理」と「栄養管理」に大別できます．管理栄養士の養成では，「食事管理」に加え「栄養管理」に重点を置いた教育がなされ，その上で，管理栄養士の国家試験受験資格が得られる仕組みになっています．

　「実験・実習編」では，養成施設での基礎実験・実習を充実させるとともに，養成施設で学ぶ技術と現場で利用する技術の乖離を埋める内容に心がけ，現場で役に立つ内容としました．また，管理栄養士教育の目標を達成するための内容を盛り込み，他の専門家と協同してあらゆる場面で健康を担う食生活・栄養の専門職の養成を目指すことに心がけました．

　本書で学ばれた学生達が，新しい時代を担う管理栄養士として活躍されることを願っています．

シリーズ総編集　　木戸　康博
宮本　賢一

栄養教育論実習第 2 版　　　目次

基礎実習編

1. 栄養アセスメント：学習者の栄養状態，健康状態を把握しよう ... 3
   1.1　身体状況の把握：身体計測の実践 ... 3
   1.2　栄養状態の把握：食事調査の実践 ... 14
   1.3　臨床症状の把握：栄養アセスメントの実践 ... 24
   1.4　栄養教育への心がまえの把握 ... 29
   1.5　個人指導に活かす行動科学理論やモデル ... 35

2. 栄養教育のための食事計画：栄養量を食事へ展開しよう ... 38
   2.1　指示栄養量，必要栄養量を食事にかえる ... 39
   2.2　栄養教育のための食品構成の作成方法 ... 41
   2.3　食品構成の栄養教育への活用 ... 41

3. 栄養教育の基礎技術：栄養教育を効果的に行えるようにしよう ... 47
   3.1　栄養教育に必要なカウンセリング基礎力 ... 47
   3.2　集団討議法 ... 54
   3.3　インターネットの栄養教育への活用 ... 61
   コラム1　健康情報の信頼性 ... 66
   3.4　手描きによる栄養教育媒体作成 ... 68
   3.5　コンピュータを活用した栄養教育媒体作成 ... 70
   3.6　コンピュータを活用したプレゼンテーション ... 73
   3.7　プレゼンテーションソフトを活用した栄養教育媒体作成 ... 76
   3.8　栄養教育に活かすアンケート評価 ... 79
   コラム2　他の実習とのかかわり ... 83

応用実習編

4. 集団栄養教育マネジメント：保健，福祉，医療分野におけるライフステージ・ライフスタイル別指導 ... 86
   4.1　集団栄養教育計画のすすめ方：やりたいことの設計図を描こう ... 86
   4.2　集団栄養教育の指導案（企画案）を使った実際の栄養教育の実施と評価 ... 94

5. 個人栄養教育マネジメント：生活習慣病予防の保健指導（教育）と医療における指導 ... 97

- 5.1 行動科学理論を活かした個人栄養教育 ... 98
- 5.2 コーチング理論を取り入れた栄養教育の組み立て ... 104
- コラム3 コーチング理論による栄養教育（保健指導）の実際 ... 113
- 5.3 病室訪問のシミュレーションによる栄養教育 ... 114
- 5.4 生活習慣病予防の保健指導における個人栄養教育の実施 ... 120
- コラム4 保健指導の現場から ... 124

集団栄養教育指導案集

A. 地域における集団栄養教育指導案例 ... 128

- 指導案Ⅰ 地域で行う幼児のための食育プログラム例 ... 128
- 指導案Ⅱ 調理実演を組み込んだ高齢者のための骨粗鬆症予防教室例 ... 130
- 指導案Ⅲ 参加型教育による妊婦（両親）教室の例 ... 132

B. 福祉における集団栄養教育指導案例 ... 135

- 指導案Ⅳ 保育所（園）における年中児への食育プログラム例 ... 135
- コラム5 福祉施設での栄養教育の実際 ... 137

C. 医療における集団栄養教育指導案例 ... 139

- 指導案Ⅴ 病院での糖尿病教室指導案例 ... 139
- コラム6 糖尿病集団教育の実際 ... 140
- 指導案Ⅵ メタボリックシンドローム患者のための健康教室例 ... 141

D. 学校における集団栄養教育指導案例 ... 143

- 指導案Ⅶ 学級担任と栄養教諭（学校給食栄養管理者）のチームティーチングによる学級活動例 ... 128
- コラム7 食物アレルギー児の栄養相談 ... 146
- 指導案Ⅷ 給食時間における食に関する指導案例 ... 147
- コラム8 学校における栄養教育（食に関する指導） ... 149

索引 ... 151

【基礎実習編】

　栄養教育は，学習者（対象者）の実態を把握（Screening, Assessment）して，問題（課題）を抽出し，それに基づいて計画（Plan）を立て，教育を実施（Do）するという流れで行われる．その途中や実施後に，栄養教育の計画や手法，効果を評価（See, Check）して，不備などがあればフィードバックして改善（Act）する．栄養教育は，これらPDCAサイクルを基本とした栄養管理（栄養ケア・マネジメント）の一連の流れで行われている．これは，栄養教育が人間栄養学やEBN（evidence based nutrition）などに立脚した質の高いもの（ケア）として提供され，学習者の行動変容を効果的に支援できるようにするためである．加えて，栄養教育の事実や現象を正しく観察，評価して研究へと発展させ，栄養教育の進歩をはかるためである．

　栄養ケア・マネジメントは，管理栄養士・栄養士が学習者に栄養ケアをどのように提供するかを示した過程をシステム化したもので，個々の栄養ケアの品質の保持と一貫性を改善するために導入された．そして，近年，栄養ケア・マネジメントに栄養診断（栄養状態の判定）を加えた栄養ケアプロセスの概念が導入された．これは，栄養管理の専門化やその業の質を確保する「栄養管理の標準化（国

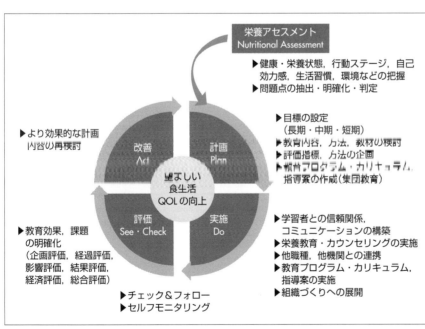

［斎藤トシ子，栄養教育論第3版（笠原賀子ほか編），p.69，講談社（2012）］

際的な標準化も含む）」のためであるが，ケアを標準化するだけでなく，ケアを提供する過程をも標準化するためであるともいえる．今後，栄養教育もこの栄養診断（栄養状態の判定）に基づいた栄養ケアプロセスの一環として行われていくことになるが，ここでは基本となる PDCA サイクルをもとに栄養教育における基礎を習得する．

栄養教育は教育者（実施者）のためにするのではなく，学習者の食生活（食行動）の改善を支援するために行うもので，学習者のニーズや QOL と向かい合い，個人や集団の特徴やニーズに合ったよりよい教育を行うことが大切である．

栄養教育論の基礎実習では，学習者個人または集団に応じたリソース（情報源），ツール（教材・学習方法・学習形態・媒体など）について知識を深め，スキル（技術）を習得するために実際に教材を作成し，討論を経験するなどの演習を行う．管理栄養士・栄養士，あるいは臨地実習生・校外実習生として，栄養教育をより効果的に行うための基本を身につけ，実際に体験することで，自分なりのやり方や工夫を見つけよう．基礎実習編は，事前学習，実習，評価，発展で構成されており，それぞれいくつかの課題が設定されている．

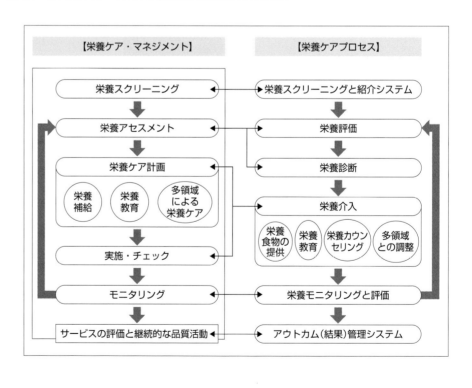

1. 栄養アセスメント：学習者の栄養状態，健康状態を把握しよう

　栄養教育の第一歩は学習者の把握と分析から始まる．管理栄養士・栄養士が主体となって学習者の既往歴，基礎疾患の有無，服薬の有無，食事内容や食習慣，食行動，食態度に関する情報，心理状態（ストレス）やライフスタイル，身体計測，生理・生化学検査，臨床診査の情報を収集して学習者の栄養および健康状態を把握する．また，効果的な栄養教育のためには学習者のニーズやQOLなどを把握することも大切である．栄養アセスメントから得られた情報から食や健康に関する問題点（問題行動，課題）を抽出して評価し，優先順位をつけて計画へと発展させていく．栄養アセスメントは，PDCAサイクルの第一段階であり，栄養ケア・マネジメント（栄養ケアプロセス）を行ううえで非常に重要である．1章では基本的な身体状況や栄養，食生活，身体活動量などの調査の必要性および実施方法，評価方法などを学ぶ．

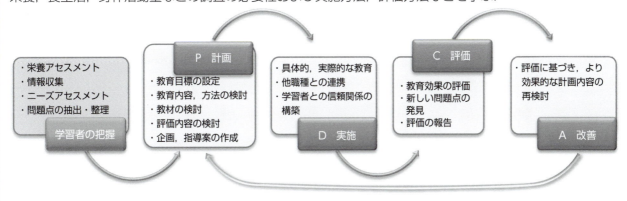

1.1　身体状況の把握：身体計測の実践

> ねらい●身体状況を計測して学習者の栄養状態や健康状態との関連を検討する．計測の実際を経験することにより，その実施方法や評価方法を習得する．

A. 事前学習 （30分）

課題 a：身体計測から栄養状態や健康状態が推測できる指標について考えよう

　ワークシート1.1に身体計測の指標を調べよう．

ワークシート1.1　身体の計測の指標

種類	推測できる項目	基準値など
例）身長	身体状況の基本的な指標．体重とともに栄養状態の判定に用いる．増加率や基準値の差などを評価する．	JARD 2001 国民健康・栄養調査結果

B. 実習 (120分)

課題b：栄養アセスメントを行うための評価指標について学ぼう

　ワークシート1.2の測定項目を少なくとも3人に協力してもらい，測定しよう．

準備：メジャー，アディポメーター（皮脂厚計），電卓，日本人の新身体計測基準値（JARD 2001）

表1.1　身体計測の評価

BMI	表1.2を参照
標準体重比率（％標準体重）	70％以下高度栄養不良，70~80中等度，80~90軽度
健常時体重比率（％健常時体重）	75％以下高度栄養不良，75~85中等度，85~95軽度
体重変化率	6か月以内の体重減少10％以上または1日の体重減少0.2％以上の持続で中等度以上の栄養不良
上腕三頭筋部皮下脂肪厚 （％上腕三頭筋部皮下脂肪厚）	60％以下高度栄養不良，60~80中等度，80~90軽度
上腕囲比率（％上腕囲）	60％以下高度栄養不良，60~80中等度，80~90軽度
上腕筋囲比率（％上腕筋囲）	60％以下高度栄養不良，60~80中等度，80~90軽度
上腕筋面積比率（％上腕筋面積）	60％以下高度栄養不良，60~80中等度，80~90軽度
ウエスト・ヒップ比	男性1.0以上，女性0.9以上　上体肥満
腹囲	BMI 25以上かつ男性85 cm以上，女性90 cm以上で上体肥満
体脂肪量	計測機器メーカーの判定基準による*

*市販の体脂肪計は，水中体重測定法やDXA法などで正確に身体をスキャンした値から予測式を立てその式を利用して体脂肪値を求めるものと，インピーダンス法などを利用して体脂肪値を求めるものがある．そこで，各メーカーの基準に沿った判定を行うことが望ましいとされる．また，これらの値は予測式から求められたもので，直接測定した値と比べて一定の誤差を含んでいることに注意する．
[改訂第4版認定 病態栄養専門師のための病態栄養ガイドブック，日本病態栄養学会編，メディカルレビュー社（2013）]

表1.2　BMIの判定　体重（kg）÷（身長（m））^{2}

BMI	日本肥満学会	WHO
<18.5	低体重	Underweight
18.5≦～<25	普通体重	Normal range
25≦～<30	肥満（1度）	Preobese
30≦～<35	肥満（2度）	Obese class I
35≦～<40	肥満（3度）*	Obese class II
40≦	肥満（4度）*	Obese class III

*高度肥満

表1.3　日本人の体密度推定式

年齢	男性	女性
9～11	$D = 1.0879 - 0.00151X$	$D = 1.0794 - 0.00142X$
12～14	$D = 1.0868 - 0.00133X$	$D = 1.0888 - 0.00153X$
15～18	$D = 1.0977 - 0.00146X$	$D = 1.0931 - 0.00160X$
18以上	$D = 1.0913 - 0.00116X$	$D = 1.0897 - 0.00133X$

X = 上腕三頭筋皮下脂肪厚（mm）+ 肩甲骨下部皮下脂肪厚（mm）
体脂肪率（% Fat）=（4.570/D − 4.142）× 100
［長嶺，1972］

ワークシート1.2　身体計測の記録

様の身体計測結果

男性・女性　年齢_____歳　　　　　　計測日　　年　　月　　日
　　　　　　　　　　　　　　　　　　　計測者_____

項　目	測定値		参　考	
身　長		cm	体格指数［BMI］ 計算式：体重（kg）÷（身長（m））^{2} 日本人の平均値（　　　　　）	
体　重		kg		
標準体重［IBW］ あなたの身長における標準体重 計算式：（身長（m））^{2} × 22		kg	%標準体重　［%IBW］ 標準体重に対する現体重の割合	%
肩甲骨下部皮下脂肪厚［SSF］		mm	皮下脂肪厚［SSF + TSF］	mm
上腕周囲長［AC］		cm	%上腕周囲長　［%AC］ 日本人の平均値（　　）に対する割合	%
上腕三頭筋皮下脂肪厚［TSF］		mm	%上腕三頭筋皮下脂肪厚［%TSF］ 日本人の平均値（　　）に対する割合	%
上腕筋囲　［AMC］ 計算式：AC cm − TSF cm × 3.14		cm	%上腕筋囲　［%AMC］ 日本人の平均値（　　）に対する割合	%
下腿周囲長		cm	%下腿周囲長 日本人の平均値（　　）に対する割合	%
腹　囲（臍部）		cm	BMI 25以上かつ腹囲（臍部）が男性85 cm以上，女性90 cm以上で内臓脂肪型肥満の疑い	

表1.4　JARD 2001による日本人の身体計測基準値（性・年代別平均値）

		BMI (kg/m^2)	SSF (mm)	AC (cm)	TSF (mm)	AMC (cm)	下腿周囲長 (cm)
男性	平均値	22.71	15.80	27.23	11.36	23.67	34.96
	18～24歳	21.09	11.64	26.96	10.98	23.51	35.83
	25～29歳	22.25	14.37	27.75	12.51	23.82	36.61
	30～34歳	23.48	16.63	28.65	13.83	24.36	37.70
	35～39歳	23.45	16.35	28.20	12.77	24.19	37.57
	40～44歳	23.39	16.16	27.98	11.74	24.30	37.15
	45～49歳	23.17	14.91	27.76	11.68	24.09	36.96
	50～54歳	23.50	15.62	27.59	12.04	23.78	36.67
	55～59歳	22.77	13.60	26.89	10.04	23.74	35.48
	60～64歳	22.81	13.07	26.38	10.06	23.22	34.46
	65～69歳	21.84	18.26	27.28	10.64	23.94	33.88
	70～74歳	21.93	16.48	26.70	10.75	23.34	33.10
	75～79歳	20.99	15.81	25.82	10.21	22.64	32.75
	80～84歳	20.94	14.57	24.96	10.31	21.72	31.88
	85歳～	20.65	11.83	23.90	9.44	20.93	30.18
女性	平均値	21.25	17.49	25.28	16.07	20.25	32.67
	18～24歳	20.34	13.72	24.87	15.39	20.04	34.65
	25～29歳	20.08	13.48	24.46	14.75	19.82	34.11
	30～34歳	20.48	14.70	24.75	14.50	20.21	34.00
	35～39歳	21.11	16.21	25.30	16.14	20.27	34.66
	40～44歳	22.37	17.33	26.41	16.73	21.21	35.03
	45～49歳	22.21	16.69	26.02	16.59	20.77	34.38
	50～54歳	21.84	15.11	25.69	15.46	20.85	33.54
	55～59歳	22.46	16.17	25.99	16.76	20.83	32.82
	60～64歳	22.69	16.09	25.75	15.79	20.89	32.01
	65～69歳	22.53	23.23	26.40	19.70	20.14	32.43
	70～74歳	21.84	19.57	25.57	17.08	20.24	31.64
	75～79歳	21.48	16.22	24.61	14.43	20.09	30.61
	80～84歳	20.49	15.09	23.87	12.98	19.84	29.23
	85歳～	20.19	11.92	22.88	11.69	19.21	28.07

［下表：栄養評価と治療，19suppl., p.50～60，メディカルレビュー社（2002）より抜粋して作成］

課題 c：個人の身体活動の評価

課題 c-1：2人1組になりパートナーのおおまかな身体活動レベルについて，表1.5，表1.6を参照して評価しよう

日常生活の内容	時間
睡眠	
座位または立位の静的な活動	
ゆっくりした歩行や家事など低強度の活動	
長時間持続可能な運動・労働など中強度の活動（普通歩行を含む）	
頻繁に休みが必要な運動・労働など高強度の活動	

_____様の身体活動レベルは，概ね_____です．

表1.5　15～69歳における各身体活動レベル別にみた活動内容と活動時間の代表例

身体活動レベル[*1]	低い（Ⅰ） 1.50 （1.40～1.60）	ふつう（Ⅱ） 1.75 （1.60～1.90）	高い（Ⅲ） 2.00 （1.90～2.20）
日常生活の内容[*2]	生活の大部分が座位で，静的な活動が中心の場合	座位中心の仕事だが，職場内での移動や立位での作業・接客など，通勤・買い物での歩行，家事，軽いスポーツのいずれかを含む場合	移動や立位の多い仕事への従事者，あるいは，スポーツなど余暇における活発な運動習慣を持っている場合
中程度の強度（3.0～5.9メッツ）の身体活動の1日あたりの合計時間（時間/日）[*3]	1.65	2.06	2.53
仕事での1日あたりの合計歩行時間（時間/日）[*3]	0.25	0.54	1.00

[*1] 代表値．（　）内はおよその範囲．[*2] Black, et al., Ishikawa-Takata, et al. を参考に，身体活動レベル（PAL）に及ぼす仕事時間中の労作の影響が大きいことを考慮して作成．[*3] Ishikawa-Takata, et al. による．
[日本人の食事摂取基準（2020年版），p.76]

表1.6　年齢階級別に見た身体活動レベルの群分け（男女共通）

身体活動レベル	Ⅰ（低い）	Ⅱ（ふつう）	Ⅲ（高い）
1～2（歳）	―	1.35	―
3～5（歳）	―	1.45	―
6～7（歳）	1.35	1.55	1.75
8～9（歳）	1.40	1.60	1.80
10～11（歳）	1.45	1.65	1.85
12～14（歳）	1.50	1.70	1.90
15～17（歳）	1.55	1.75	1.95
18～29（歳）	1.50	1.75	2.00
30～49（歳）	1.50	1.75	2.00
50～64（歳）	1.50	1.75	2.00
65～74（歳）	1.45	1.70	1.95
75以上（歳）	1.40	1.65	―

[日本人の食事摂取基準（2020年版），p.79]

課題 c-2：パートナーの活発な身体活動（3メッツ以上）の状況について，表1.7を用いて検討しよう

_____様の1週間の身体活動量

	活動内容					運動 （メッツ・時）	生活活動 （メッツ・時）	合計 （メッツ・時）
例）	軽い筋トレ （40分）	速歩 （15分）	歩行 （20分）	自転車 （15分）		2	3	5
月								
火								
水								
木								
金								
土								
日								
1週間の身体活動量の合計_____メッツ・時/週（生活活動_____メッツ・時/週，運動_____メッツ・時/週）								

表1.7 メッツ一覧表

	METs	活動の例
睡眠	0.9	
生活活動	1.8	立位（会話，電話，読書），皿洗い
	2.0	ゆっくりした歩行（平地，非常に遅い＝53 m/分未満，散歩または家の中），料理や食材の準備（立位，座位），洗濯，子どもを抱えながら立つ，洗車・ワックスがけ
	2.2	子どもと遊ぶ（座位，軽度）
	2.3	ガーデニング（コンテナを使用する），動物の世話，ピアノの演奏
	2.5	植物への水やり，子どもの世話，仕立て作業
	2.8	ゆっくりした歩行（平地，遅い＝53 m/分），子ども・動物と遊ぶ（立位，軽度）
	3.0	普通歩行（平地，67 m/分，犬を連れて），電動アシスト付き自転車に乗る，家財道具の片付け，子どもの世話（立位），台所の手伝い，大工仕事，梱包，ギター演奏（立位）
	3.3	カーペット掃き，フロア掃き，掃除機，電気関係の仕事：配線工事，身体の動きを伴うスポーツ観戦
	3.5	歩行（平地，75～85 m/分，ほどほどの速さ，散歩など），楽に自転車に乗る（8.9 km/時），階段を下りる，軽い荷物運び，車の荷物の積み下ろし，荷づくり，モップがけ，床磨き，風呂掃除，庭の草むしり，子どもと遊ぶ（歩く/走る，中強度），車椅子を押す，釣り（全般），スクーター（原付）・オートバイの運転
	4.0	自転車に乗る（≒16 km/時未満，通勤），階段を上る（ゆっくり），動物と遊ぶ（歩く/走る，中強度），高齢者や障がい者の介護（身支度，風呂，ベッドの乗り降り），屋根の雪下ろし
	4.3	やや速歩（平地，やや速めに＝93 m/分），苗木の植栽，農作業（家畜に餌を与える）
	4.5	耕作，家の修繕
	5.0	かなり速歩（平地，速く＝107 m/分）),動物と遊ぶ（歩く/走る，活発に）
	5.5	シャベルで土や泥をすくう
	5.8	子どもと遊ぶ（歩く/走る，活発に），家具・家財道具の移動・運搬
	6.0	スコップで雪かきをする
	7.8	農作業（干し草をまとめる，納屋の掃除）
	8.0	運搬（重い荷物）
	8.3	荷物を上の階へ運ぶ
	8.8	階段を上る（速く）

	METs	活動の例
	2.3	ストレッチング，全身を使ったテレビゲーム（バランス運動，ヨガ）
	2.5	ヨガ，ビリヤード
	2.8	座って行うラジオ体操
	3.0	ボウリング，バレーボール，社交ダンス（ワルツ，サンバ，タンゴ），ピラティス，太極拳
	3.5	自転車エルゴメーター（30～50ワット），自重を使った軽い筋力トレーニング（軽・中等度），体操（家で，軽・中等度），ゴルフ（手引きカートを使って），カヌー
	3.8	全身を使ったテレビゲーム（スポーツ・ダンス）
	4.0	卓球，パワーヨガ，ラジオ体操第1
	4.3	やや速歩（平地，やや速めに＝93 m/分），ゴルフ（クラブを担いで運ぶ）
	4.5	テニス（ダブルス）*，水中歩行（中等度），ラジオ体操第2
	4.8	水泳（ゆっくりとした背泳）
運動	5.0	かなり速歩（平地，速く＝107 m/分），野球，ソフトボール，サーフィン，バレエ（モダン，ジャズ）
	5.3	水泳（ゆっくりとした平泳ぎ），スキー，アクアビクス
	5.5	バドミントン
	6.0	ゆっくりとしたジョギング，ウェイトトレーニング（高強度，パワーリフティング，ボディビル），バスケットボール，水泳（のんびり泳ぐ）
	6.5	山を登る（0～4.1 kgの荷物を持って）
	6.8	自転車エルゴメーター（90～100ワット）
	7.0	ジョギング，サッカー，スキー，スケート，ハンドボール*
	7.3	エアロビクス，テニス（シングルス）*，山を登る（約4.5～9.0 kgの荷物を持って）
	8.0	サイクリング（約20 km/時）
	8.3	ランニング（134 m/分），水泳（クロール，ふつうの速さ，46 m/分未満），ラグビー*
	9.0	ランニング（139 m/分）
	9.8	ランニング（161 m/分）
	10.0	水泳（クロール，速い，69 m/分）
	10.3	武道・武術（柔道，柔術，空手，キックボクシング，テコンドー）
	11.0	ランニング（188 m/分），自転車エルゴメーター（161～200ワット）

＊試合の場合
［健康づくりのための身体活動基準2013］

表 1.8　1 メッツ・時に相当する運動と生活活動の時間例

	活動内容	時間（分）
運動	ボーリング，バレーボール，フリスビー，ウエイトトレーニング（中・軽強度）	20
	速歩，体操（ラジオ体操など），ゴルフ（カートを使って），卓球，バドミントン，アクアビクス，太極拳	15
	軽いジョギング，ウエイトトレーニング（高強度），ジャズダンス，エアロビクス，バスケットボール，水泳（ゆっくり），サッカー，テニス，スキー，スケート	10
	ランニング，水泳，柔道，空手	7〜8
生活活動	普通歩行，床掃除，荷物の積み下ろし，子どもの世話，洗車	20
	速歩，自転車，介護，庭仕事，子どもと遊ぶ（歩く・走る，中強度）	15
	芝刈り（芝刈り機を使って歩きながら），家具の移動，階段の上り下り，雪かき	10
	重い荷物を運ぶ	7〜8

	身体活動（生活活動・運動）*1		運動		体力（うち全身持久力）
65歳以上	強度を問わず，身体活動を毎日40分（＝10メッツ・時/週）	今より少しでも増やす（たとえば10分多く歩く）*4	—	運動習慣をもつようにする（30分以上・週2日以上）*4	—
18〜64歳	3メッツ以上の強度の身体活動*2を毎日60分（＝23メッツ・時/週）		3メッツ以上の強度の運動*3を毎週60分（＝4メッツ・時/週）		性・年代別に示した強度での運動を約3分間継続可能
18歳未満	—		—		—

図 1.1　身体活動（生活活動・運動）を行うにあたって，血糖・血圧・脂質に関する健康診断結果が基準範囲内の人の基準

*1 「身体活動」は，「生活活動」と「運動」に分けられる．このうち，生活活動とは，日常生活における労働，家事，通勤・通学などの身体活動を指す．また，運動とは，スポーツなどの，特に体力の維持・向上を目的として計画的・意義的に実施し，継続性のある身体活動を指す．　*2 「3メッツ以上の強度の身体活動」とは，歩行またはそれと同等以上の身体活動．　*3 「3メッツ以上の強度の運動」とは，息が弾み汗をかく程度の運動．　*4 年齢別の基準とは別に，世代共通の方向性として示したもの．

[健康づくりのための身体活動基準2013]

C. 評価 (30分)

課題 d：課題 c-1 の身体活動レベルと表 1.9，表 1.10 から，パートナーの推定エネルギー必要量を求めて評価しよう（身体計測値を参考にしよう）

基礎代謝量	基礎代謝量（kcal/日）
＿＿＿＿＿＿＿＿＿＿＿＿kcal/日	＝基礎代謝基準値（kcal/kg 体重/日）×体重（kg）

推定エネルギー必要量	推定エネルギー必要量*（kcal/日）
＿＿＿＿＿＿＿＿＿＿＿＿kcal/日	＝基礎代謝量（kcal/日）×身体活動レベル

コメント欄

＿＿＿＿＿＿＿様へ

* 乳幼児を除く推定エネルギー必要量＝総エネルギー消費量と考える．成長期の小児・乳児には下式エネルギー蓄積量（A），妊婦あるいは授乳婦には付加量（B）を加えて求める．推定エネルギー必要量＝基礎代謝量×身体活動レベル＋A＋B
また，メッツを用いて計算する場合は（p.13 ワークシート1.4参照）推定エネルギー必要量＝（基礎代謝量×1.1）×メッツの平均値／0.9

表 1.9 基礎代謝量のおもな推定式[*1]

名称	年齢（歳）	推定式（kcal/日）：上段が男性，下段が女性
基礎代謝基準値[*2]	—	—
国立健康・栄養研究所の式	20～74[*3]	$(0.0481 \times W + 0.0234 \times H - 0.0138 \times A - 0.4235) \times 1,000/4.186$ $(0.0481 \times W + 0.0234 \times H - 0.0138 \times A - 0.9708) \times 1,000/4.186$
Harris-Benedict の式	—	$66.4730 + 13.7516 \times W + 5.0033 \times H - 6.7550 \times A$ $655.0955 + 9.5634 \times W + 1.8496 \times H - 4.6756 \times A$
Schofield の式	18～29	$(0.063 \times W + 2.896) \times 1,000/4.186$ $(0.062 \times W + 2.036) \times 1,000/4.186$
Schofield の式	30～59	$(0.048 \times W + 3.653) \times 1,000/4.186$ $(0.034 \times W + 3.538) \times 1,000/4.186$
Schofield の式	60 以上	$(0.049 \times W + 2.459) \times 1,000/4.186$ $(0.038 \times W + 2.755) \times 1,000/4.186$
FAO/WHO/UNU の式	18～29	$(64.4 \times W - 113.0 \times H/100 + 3,000)/4.186$ $(55.6 \times W + 1397.4 \times H/100 + 146)/4.186$
FAO/WHO/UNU の式	30～59	$(47.2 \times W + 66.9 \times H/100 + 3,769)/4.186$ $(36.4 \times W - 104.6 \times H/100 + 3,619)/4.186$
FAO/WHO/UNU の式	60 以上	$(36.8 \times W + 4,719.5 \times H/100 - 4,481)/4.186$ $(38.5 \times W + 2,665.2 \times H/100 - 1,264)/4.186$

*1 推定式は信頼のおける調査や精密な測定から得られた値を基にした，膨大な時間や高価な機器・設備を要しなくても基礎代謝値が簡易的に推定できる便利な式である．しかし，これらの値は予測値であり，直接測定した値と比べて一定の誤差を含んでいることに注意する．
*2 表 1.10 参照
*3 推定式は 20～74 歳の集団で作成され，18～79 歳の集団で妥当性が確認されている．
W：体重（kg），H：身長（cm），A：年齢（歳）
[日本人の食事摂取量基準（2020 年版），p.72]

表 1.10 参照体重における基礎代謝量

性別	男性			女性		
年齢（歳）	基礎代謝基準値（kcal/kg 体重/日）	参照体重（kg）	基礎代謝量（kcal/日）	基礎代謝基準値（kcal/kg 体重/日）	参照体重（kg）	基礎代謝量（kcal/日）
1～2	61.0	11.5	700	59.7	11.0	660
3～5	54.8	16.5	900	52.2	16.1	840
6～7	44.3	22.2	980	41.9	21.9	920
8～9	40.8	28.0	1,140	38.3	27.4	1,050
10～11	37.4	35.6	1,330	34.8	36.3	1,260
12～14	31.0	49.0	1,520	29.6	47.5	1,410
15～17	27.0	59.7	1,610	25.3	51.9	1,310
18～29	23.7	64.5	1,530	22.1	50.3	1,110
30～49	22.5	68.1	1,530	21.9	53.0	1,160
50～64	21.8	68.0	1,480	20.7	53.0	1,110
65～74	21.6	65.0	1,400	20.7	52.1	1,080
75 以上	21.5	59.6	1,280	20.7	48.8	1,010

[日本人の食事摂取基準（2020 年版），p.74]

課題 e：課題 c-2 のパートナーの活発な身体活動の状況について，評価および改善策を考えてみよう

下記の計算および資料 1 内臓脂肪減少のためのエネルギー調整シートを用いてみよう．

_____様の活動の状況（活発な生活活動および運動の状況）は_____です．

健康づくりのためには 23 メッツ・時 / 週 の身体活動を行うことが望ましいといわれます．

したがって，生活活動および運動で以下のような活動を心がけてみましょう．

- _____　1 回（　）メッツ・時 × 週（　）回 ＝_____メッツ・時
- _____　1 回（　）メッツ・時 × 週（　）回 ＝_____メッツ・時
- _____　1 回（　）メッツ・時 × 週（　）回 ＝_____メッツ・時

（参考）

運動	＋	生活活動	＝	身体活動	
4 メッツ・時	＋	19 メッツ・時	＝	23 メッツ・時	健康づくりのための身体活動基準 2013 の目安
メッツ・時	＋	メッツ・時	＝	メッツ・時	あなたのメッツ・時
－)					
メッツ・時	＋	メッツ・時	＝	メッツ・時	← 運動は？生活活動は？足りていますか？

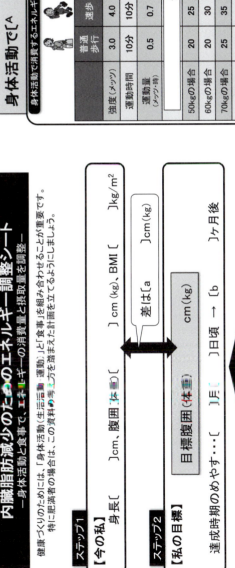
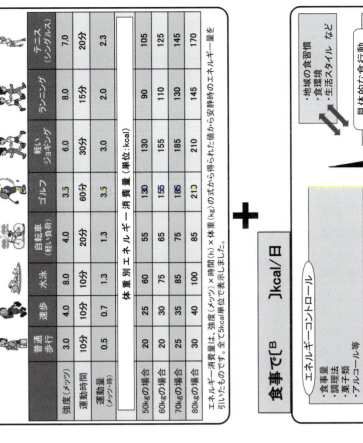
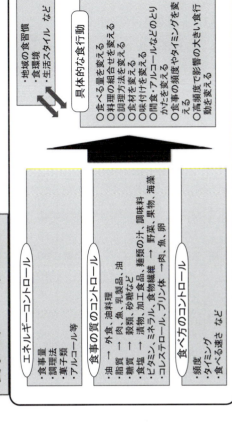

D. 発展：メッツの平均値より推定エネルギー必要量を求める

課題 f：1 日を 1,440 分（24 時間）としてタイムスタディ（生活時間調査）をしよう

表 1.7 を参考にタイムスタディ（ワークシート 1.3）を集計して（ワークシート 1.4），身体活動を評価しよう．

ワークシート 1.3　タイムスタディの調査用紙

	各動作の時間 (T)		各動作の時間 (T)		各動作の時間 (T)		各動作の時間 (T)
0時～5時 (10分刻み)		6時～11時 (10分刻み)		12時～17時 (10分刻み)		18時～23時 (10分刻み)	
小計	360分	小計	360分	小計	360分	小計	360分
						合計	1,440分

ワークシート1.4 タイムスタディの集計表

生活活動の内容	時間（T）	メッツ（METs）	メッツ（METs）× T
例）睡眠	360	0.9	324
合計	1,440		(a)
メッツの平均値（b）=（a）÷ 1,440			(b)

1日あたりの総エネルギー消費量は＿＿＿＿＿＿kcal/日

基礎代謝量（kcal/日）＝基礎代謝基準値（kcal/kg 体重/日）×体重（kg）

1日あたりの総エネルギー消費量（TEE）＝座位安静時代謝量＊×メッツの平均値（b）/0.9

　　　　　　　　　　　　　　　　　　＝（基礎代謝量（kcal/日）× 1.1）×メッツの平均値（b）/0.9

＊座位安静時代謝量＝1メッツ≒3.5 mL/kg/分

1.2 栄養状態の把握：食事調査の実践

事前課題 135 45

> ねらい●食事調査の種類や調査方法の一連の流れを把握する．食事調査の結果について食事バランスガイドなどの基準と比較して評価する．

A. 事前学習

課題 a：個人のエネルギー・栄養素摂取状況を把握するため，2 日間の食事記録法による食事摂取状況を調査しよう

　事前課題として実習までに「日本人の食事摂取基準（2015 年版）策定検討会」報告書（厚生労働省 HP）の p.24 の参考 3　食事調査票の有用性と限界を読み，ワークシート 1.5 に記入（日付も記入）しておくこと．

ワークシート 1.5 の記入要領
①調査期間（食事区分は朝，昼，夕，間食）にとった食事（調味料も含む），飲み物，おやつなども，すべてもれなく記入する．
②摂取量は廃棄量や残食量を差し引いて記入する．
③具体的な重量がわかる場合は重量で，わからない場合は目安量で記入する．ただし，できるだけ具体的な大きさ，個数などを正確に記入する．
④調理済加工食品や外食の場合は，メーカー名を記録しておく．

準備：はかり（自宅などで食品の重量を測定するため）

ワークシート 1.5 食事摂取状況

	料理名	食品名	摂取量		備考
			目安量	（g）	
朝食					
昼食					
間食					
夕食					

　　月　　日（　　曜日）

課題 b：食事バランスガイドを使って，自分の 1 週間の食事バランスをチェックしよう

課題 a と重複する 2 日間を用いてもよいこととする．ワークシート 1.6a，1.6b に記入する．

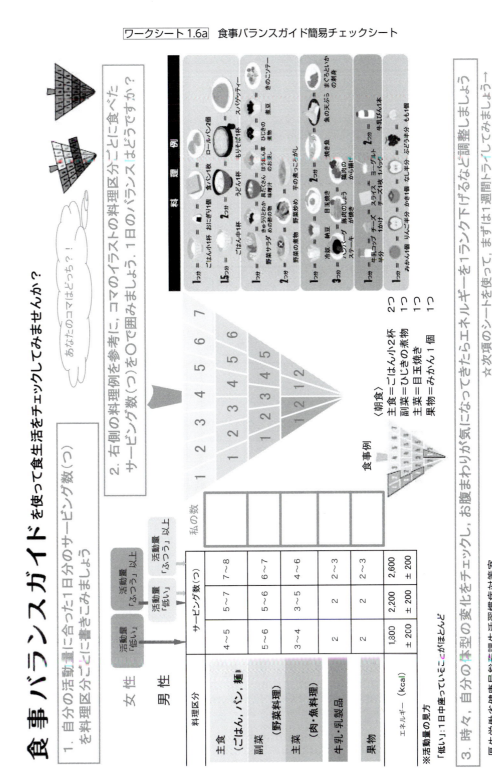

ワークシート 1.6a　食事バランスガイド簡易チェックシート

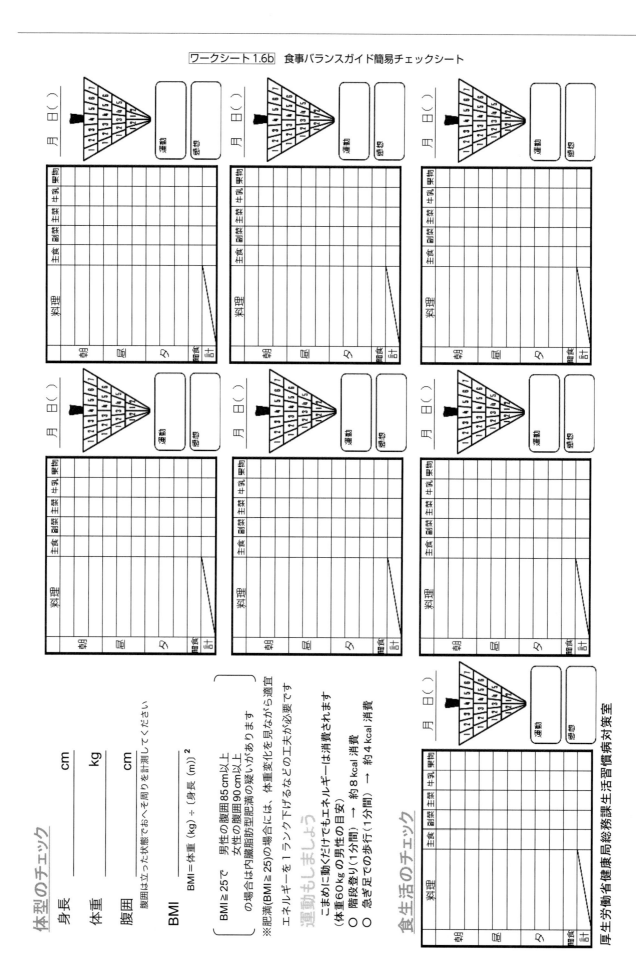

B. 実習 (135分)

課題c：栄養素等摂取状況・食品摂取状況の把握

準備：食品成分表，電卓

パートナーと組んで以下の演習を行おう．

課題c-1：課題aの調査をもとに摂取栄養量を手計算で算出しよう

ワークシート1.7に記入する．

課題c-2：課題aの調査をもとに食品群別摂取状況表を完成させよう

ワークシート1.8に記入する．

ワークシート1.7 栄養素等摂取状況調査

食事区分	献立名	食品名	廃棄率(%)	摂取量目安量	重量(g)	エネルギー ( )	たんぱく質 ( )	脂質 ( )	炭水化物 ( )	カルシウム ( )	鉄 ( )	ビタミンA ( )	ビタミンB_1 ( )	ビタミンB_2 ( )	ビタミンC ( )	食物繊維総量	食塩相当量 ( )
合計																	

ワークシート1.8 食品群別摂取状況表

食事区分	献立名	食品名	重量(g)	1群 魚介類	肉類	卵類	大豆・大豆製品	2群 乳類	小魚・海藻類	3群 緑黄色野菜	4群 淡色野菜	果物類	5群 穀類	いも類	砂糖	6群 油脂類	その他 嗜好食品類	食品数
合計																		

課題 d：個人の食事摂取基準算定

準備：日本人の食事摂取基準（2020年版），電卓

　表1.11に示した日本人の食事摂取基準（2020年版）を参考に，たんぱく質，脂質，ビタミンA，ビタミンB_1，ビタミンB_2，ビタミンC，カルシウム，鉄，ナトリウム，食物繊維についてパートナーのための食事摂取基準（複数の指標を用いて）を示そう．エネルギーについては身体状況の把握の演習（1.1 課題c）で求めた身体活動レベルを使って求め（使用した計算式も記入すること），ワークシート1.9に記入する．

　エネルギーはエネルギーの収支バランスとBMI，体重変化により評価しよう（望ましいBMIを維持するエネルギー摂取量＝エネルギー消費量）．

表1.11　個人の食事改善を目的として食事摂取基準を活用する場合の基本的事項

目的	用いる指標食事	食事摂取状況のアセスメント	食事改善の計画と実施
エネルギー摂取の過不足の評価	体重変化量 BMI	○体重変化量を測定 ○測定されたBMIが，目標とするBMIの範囲を下回っていれば「不足」，上回っていれば「過剰」のおそれがないか，他の要因も含め，総合的に判断	○BMIが目標とする範囲内に留まること，またはその方向に体重が改善することを目的として立案 〈留意点〉おおむね4週間ごとに体重を計測記録し，16週間以上フォローを行う
栄養素の摂取不足の評価	推定平均必要量 推奨量 目安量	○測定された摂取量と推定平均必要量および推奨量から不足の可能性とその確率を推定 ○目安量を用いる場合は，測定された摂取量と目安量を比較し，不足していないことを確認	○推奨量よりも摂取量が少ない場合は，推奨量を目指す計画を立案 ○摂取量が目安量付近かそれ以上であれば，その量を維持する計画を立案 〈留意点〉測定された摂取量が目安量を下回っている場合は，不足の有無やその程度を判断できない
栄養素の過剰摂取の評価	耐容上限量	○測定された摂取量と耐容上限量から過剰摂取の可能性の有無を推定	○耐容上限量を超えて摂取している場合は耐容上限量未満になるための計画を立案 〈留意点〉耐容上限量を超えた摂取は避けるべきであり，それを超えて摂取していることが明らかになった場合は，問題を解決するために速やかに計画を修正，実施
生活習慣病の発症予防を目的とした評価	目標量	○測定された摂取量と目標量を比較．ただし，発症予防を目的としている生活習慣病が関連する他の栄養関連因子および非栄養性の関連因子の存在とその程度も測定し，これらを総合的に考慮した上で評価	○摂取量が目標量の範囲内に入ることを目的とした計画を立案 〈留意点〉発症予防を目的としている生活習慣病が関連する他の栄養関連因子および非栄養性の関連因子の存在と程度を明らかにし，これらを総合的に考慮した上で，対象とする栄養素の摂取量の改善の程度を判断．また，生活習慣病の特徴から考えて，長い年月にわたって実施可能な改善計画の立案と実施が望ましい

ワークシート 1.9　パートナーの食事摂取基準の算定

性別＿＿＿＿＿　年齢＿＿＿＿＿　身長＿＿＿＿ cm　体重＿＿＿＿ kg　BMI＿＿＿＿　理想体重＿＿＿＿ kg　身体活動レベル＿＿＿＿

	食事摂取基準	
	評価	食事計画
エネルギー（kcal/日）	算定の根拠	
たんぱく質（g）とエネルギー比率（%）		
脂質エネルギー比率（%）		
カルシウム（mg/日）		
鉄（mg/日）		
ビタミンA（μgRE/日）		
ビタミン B_1（mg/日）		
ビタミン B_2（mg/日）		
ビタミンC（mg/日）		
食物繊維（g/日）		
ナトリウム（食塩相当量）（mg/日）または（g/日）		

　　　　　　　　　　　　　　　　　↓　　　　　　　　　　　　　　　　　↓
　　　　　　　　　　評価（現在の状況と比較するため）の　　　　食事計画（献立作成・栄養教育）の
　　　　　　　　　　基準としてワークシート 1.10 に転記　　　　基準としてワークシート 1.12 に転記

C. 評価 (45分)

課題 e：食事バランスガイドを用いた食生活状況の評価

ワークシート1.6a，1.6bをパートナーと交換し，食生活上の問題点を以下の観点で列挙しよう．

①朝昼晩のバランス，欠食の有無，食事のバランス（5つの料理区分）

　例）朝食の欠食が多い，牛乳・乳製品が少ない，副菜（野菜料理）が少ないなど

```
(1)
(2)
(3)
(4)
(5)
```

②また，どのような改善策をあなたなら提案しますか．

　例）朝食を食べるようすすめる，牛乳を1日1杯飲むようすすめるなど

```
(1)
(2)
(3)
(4)
(5)
```

課題 f：食事摂取基準を用いた栄養素等摂取状況の評価

パートナーへ提示するため，パートナーの食事摂取基準（ワークシート1.9）に照らして，摂取状況の結果を数値またはグラフで示そう．また食生活上のアドバイスを簡潔に枠内に書いてみよう．図1.2を参考にワークシート1.10に記入する．

①栄養素等摂取状況から各栄養素について浮かび上がる問題点を以下に簡潔に記入しよう．

②栄養素のみならず，食品や料理法を考慮して，具体的に改善策を提案してみよう．

_____様の栄養素等摂取状況

栄養素	摂取量 1日目	摂取量 2日目	1日平均摂取栄養量	食事摂取基準（単位）	摂取量指標	─実線：EER, EAR, RDA, AI, UL ⋯点線：DG　EAR RDA AI DG UL	判定
エネルギー	1400	1800	1600	推定エネルギー必要量：2000kcal	1日目 2日目	エネルギー収支バランスは計算上のエネルギー消費量とエネルギー摂取量がつりあっており、かつBMI=20.2であるので（ここ1年の顕著な体重変化なし），適正であると思われる	○
たんぱく質	70	80	75	EAR：1.0g RDA：50g DG：20%E(100g)未満	1日目 2日目	(グラフ) 20 E R 60 80 D 100	○
脂質	60	65	63	DG：20～30%E (44～67g)	1日目 2日目	(グラフ) 20 40 D 60 D	○
カルシウム					1日目 2日目		

朝昼夕間

図1.2 摂取結果例

ワークシート1.10の管理栄養士からのコメント欄については，「ある2日間」の評価であり，習慣的な食事摂取量の把握は本来困難という観点からも，評価はあくまで目安である．コメントでは，現在のBMIから見た評価，食事としてのバランス（欠食の有無，食品数，栄養素の偏りなど），身体活動量の評価など，総合的な評価として記入する．具体的に日常に取り入れやすいアドバイスを加えることも大事である．

ワークシート1.10　_____様の栄養素等摂取状況

栄養（素）	摂取量 1日目	摂取量 2日目	1日平均摂取栄養量	食事摂取基準（単位）	摂取量指標		判定*2
エネルギー				*1			
たんぱく質							
脂質							
カルシウム							
鉄							
ビタミンA							
ビタミンB₁							
ビタミンB₂							
ビタミンC							
食物繊維							
食塩相当量							

*1　エネルギーは食事摂取基準の値で判定するのではなく，エネルギー収支バランス，BMI，体重の変化より評価する．
*2　◎2日とも良好，○1日は良好，△少し改善，×改善を要す

食品比率（%）		1日	2日	平均	目指したい範囲
穀物エネルギー比	$\dfrac{穀物エネルギー}{総エネルギー} \times 100$				
動物性たんぱく質比	$\dfrac{動物性たんぱく質（g）}{総たんぱく質（g）} \times 100$				

_____様へ

担当管理栄養士_____

D. 発展

課題 g：糖尿病食事療法のための食品交換表を利用した食事摂取状況の把握

課題 c の食事摂取状況の把握について，糖尿病食事療法のための食品交換表を利用してパートナーが何をどのくらい食べているか単位数に換算して把握してみよう．そして，パートナーの推定エネルギー必要量から必要単位数を計算して，パートナーの食事摂取状況について大まかに評価してみよう（ワークシート1.11）．

ワークシート1.11　糖尿病食事療法のための食品交換表を利用した食事摂取状況調査

食事区分	料理名	食品名	分量（g）	表1	表2	表3	表4	表5	表6	調味料	嗜好食品
朝食											
昼食											
	合計単位										
	目安の単位										

課題 h：食事摂取基準に基づいた栄養計画および献立作成

パートナーの食事摂取基準に基づいて，1 日分の理想の献立を作成しよう．ワークシート 1.10 に書かれている留意点を考慮しながら，バランスのよい献立を立ててみよう．ワークシート 1.12 に記入する．
準備：栄養価計算ができる準備，献立の参考になる資料，電卓など

ワークシート 1.12　_____ 様の献立

食事区分	料理名	食品名	分量(g)	栄養素量									食品群別摂取量（g）					
				エネルギー( )	たんぱく質( )	脂質( )	カルシウム( )	鉄( )	ビタミンA( )	ビタミンB₁( )	ビタミンB₂( )	ビタミンC( )	食物繊維総量( )	食塩相当量( )	1群 魚・大豆・肉・卵	2群 骨ごとの魚 牛乳・乳製品	3群 緑黄色野菜	4群 その他の野菜・果物	5群 米・パン・めん・いも	6群 油脂
朝食																				
	朝食計																			
昼食																				
	昼食計																			
夕食																				
	夕食計																			
合　計																				
食事摂取基準																				

・食品数　朝___昼___夕___1日___
・穀物エネルギー比_____％
・動物性たんぱく質比_____％

1.3 臨床症状の把握：栄養アセスメントの実践

ねらい●臨床診査を経験することにより健康状態のアセスメントについて理解を深める．

A. 事前学習 (40分)

課題 a：臨床診査にはどのような項目があるか考えよう

課題 b：栄養教育に重要なおもな臨床検査項目をあげ，基準値や検査目的，病気とのかかわりについて調べよう

項目	意味	基準値	検査目的	病気とのかかわり
例）BS	血糖	空腹時血糖値≧ 126 mg/dL 75 gOGTT 2 時間値≧ 200 mg/dL 随時血糖値≧ 200 mg/dL	糖尿病の診断のため（同時にHbA1c，フルクトサミン，尿糖，1,5 AG（1,5 アンヒドログルシトール）なども検討するとよい）	糖尿病，肥満症，脂質異常症，腎機能や肝機能もチェックする必要あり

課題 c：問診のための状況設定を行ってみよう

　栄養教育の学習者と面談をすることになりました．そこで，学習者に身体状況，日常生活，体重歴，病歴，栄養状態に影響を及ぼす栄養歴，食習慣，食嗜好などの聴き取りを行います．3 人 1 組（管理栄養士役，学習者役，観察者）になり，表 1.12 を参考に問診用紙（ワークシート 1.13）に学習者の設定を行おう．

ワークシート1.13　問診用紙

	項目	質問（セリフなど）
身体状況		
日常生活		
体重歴		
病歴		
栄養歴		
食習慣		
食嗜好		
食態度		
食行動		
食環境		
観察する事柄		
学習者の訴え		

表1.12　栄養アセスメントに必要な事柄

食知識		食材，食品に関する知識．食事についての知識
食態度		食に対する考え方や行動について．食事の回数や嗜好，食べるパターン，よく食べるものや体によいと知っているもの．食に関する関心度など
食行動		摂食行動のパターン．いつ，どこで，誰と，何を，どれだけ食べたかなど
食環境		食品の入手できる環境，食材の購入の難易度，流通，文化（地域性など），経済など．また，食生活を担っているのは誰か，調理できる環境にあるか，調理は援助が必要かなど
ライフスタイルのアセスメント	生活習慣	生活は規則正しいか，起床時間，就寝時間，食事時間，通勤（通学）時間，就労状況（出勤時間，退勤時間，仕事内容など），趣味，喫煙，アルコール，嗜好品，薬・サプリメントなどの服用の有無
	身体活動	歩数，歩行時間，運動時間（習慣），休日の過ごし方など
栄養歴のスクリーニング	栄養欠乏の原因	経歴
	摂取不良	アルコール依存，歯科疾患，便秘，孤独，貧困，体重減少
	吸収不良	薬物，吸収障害（下痢，体重減少など），悪性貧血，手術（胃，小腸），寄生虫
	利用低下	薬物，先天性代謝異常
	喪失増加	アルコール依存，失血，穿刺（腹水，胸膜），下痢，透析，糖尿病
	要求増加	発熱，甲状腺機能亢進症，生理的要求（乳幼児，成長期，妊娠・授乳期），手術，外傷，感染，火傷，喫煙

B. 実習 (120分)

課題d：問診を行おう

事前学習で作成した問診用紙（ワークシート1.13）をもとに，資料2食品摂取頻度調査，資料3食習慣調査，資料4生活状況，資料5自覚症状調査，資料6労働者の疲労蓄積度自己診断チェックリストなどを自由に選択して使い，3人1組（管理栄養士役，学習者役，観察者，図1.3）で問診を行おう．

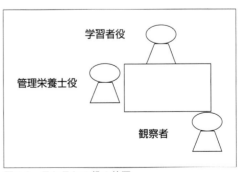

図1.3　それぞれの役の位置

1.3　臨床症状の把握：栄養アセスメントの実践

(資料2) 食品摂取頻度調査

食品群	頻度					得点
穀類・いも類	5. 毎食	4. 毎日2回程度	3. 毎日1回程度	2. 週4～5回	1. ほとんど食べない	
油脂類	5. 毎食	4. 毎日2回程度	3. 毎日1回程度	2. 週4～5回	1. ほとんど食べない	
大豆・大豆製品類	5. 毎日	4. 週4～5回	3. 週2～3回	2. 週1回程度	1. ほとんど食べない	
魚・肉・卵類	5. 毎食	4. 毎日2回程度	3. 毎日1回程度	2. 週2～3回	1. ほとんど食べない	
乳・乳製品類	5. 毎日	4. 週4～5回	3. 週2～3回	2. 週1回程度	1. ほとんど食べない	
果実類	5. 毎日1回程度	4. 毎日2回程度	3. 週4～5回	2. 週2～3回	1. ほとんど食べない	
緑黄色野菜類	5. 毎日2回以上	4. 毎日1回程度	3. 週4～5回	2. 週2～3回	1. ほとんど食べない	
その他の野菜類	5. 毎食	4. 毎日2回程度	3. 毎日1回程度	2. 週4～5回	1. ほとんど食べない	
菓子・嗜好飲料類	5. ほとんど食べない	4. 週4～5回	3. 毎日1回	2. 毎日2回	1. 毎日3回以上	
アルコール類	5. ほとんど飲まない	4. 週1～2回	3. 週4～5回	2. 毎日1回程度	1. 毎日2回以上	

判定基準　42点以上　バランスが良い　　33～41点　まあまあである．　　32点以下　改善が必要．

(資料3) 食習慣調査

性（　　）年齢（　　）仕事の種類（　　）病気があれば病名（　　　　　）

(注)　つぎの質問について，該当する答の番号を○で囲んで下さい．

	Ⅰ（0点）	Ⅱ（1点）	Ⅲ（2点）
(1)食事はいつも腹一杯食べますか	1. 満腹するまで食べることが多い	2. 多く食べたり少なく食べたりまちまちである	3. 常に腹八分目に食べている
(2)食事をするとき食品の組み合わせを考えて食べますか	1. 食品の組み合わせなどあまり考えて食べたことはない	2. 時々食品の組み合わせを考えて食べる	3. いつも食品の組み合わせを考えて食べている
(3)ふだん欠食することがありますか（1日3食を基準として）	1. ほとんど毎日1回は欠食する	2. 週2～3回欠食する	3. ほとんど欠食したことはない
(4)野菜類は好きでよく食べますか	1. 嫌いな方でほとんど食べない	2. 毎食とはいえないが1日1回は食べる	3. ほとんど毎食食べる
(5)にんじん，ほうれんそうなど緑や黄色の野菜をよく食べますか	1. 嫌いな方でほとんど食べない	2. 週2～3回程度は食べる	3. ほとんど毎日食べる
(6)果物は毎日食べますか	1. ほとんど食べない	2. 週2～3回程度は食べる	3. ほとんど毎食食べる
(7)ほとんど毎食肉や魚，卵，大豆製品などのたんぱく性食品のいずれかを食べますか	1. 肉，魚，卵，大豆製品などあまり食べない方である	2. 1日2回ぐらいは肉，魚，卵，大豆製品のいずれかを食べるようにしている	3. ほとんど毎食，肉，魚，卵，大豆製品のいずれかを食べるようにしている
(8)牛乳を毎日飲んでいますか（脱脂粉乳を大さじ3杯以上飲んでいる場合も含む）	1. ほとんど飲まない	2. 週2～3回程度は飲む	3. 毎日飲んでいる
(9)油を使った料理をよく食べますか	1. 油をつかった料理はあまり食べない	2. 週2～3回程度は食べる	3. 1日1回は食べる
(10)こんぶ，わかめ，のりなどの海藻類をたくさん食べますか	1. ほとんど食べない	2. 週2～3回程度は食べる	3. ほとんど毎日食べる
計	(　　　　)	(　　　　)	(　　　　)

判定基準　Ⅰ欄はどの項目にも0点とする．Ⅱ欄は1項目につき1点とする．Ⅲ欄は1項目につき2点とする．これにより総得点を算出し，つぎのように判定する．
　　　　　A：16～20点　よい，B：11～15点　ふつう，C：6～10点　少し悪い，D：0～5点　悪い

[厚生省公衆衛生局栄養課編，高血圧者の栄養指導，p.58，日本栄養士会（1976）]

(資料4) 生活状況調査

次の項目の当てはまるものに○をつけてください．また，空欄には具体的に書いてください．

(1)性別　　　　　男　・　女
(2)年齢　　　　　（　　　　）歳
(3)家族構成　　　同居の有無　有　・　なし　家族（　　）名
　　　　　　　　夫婦のみ　・　夫婦＋子ども　・　二世帯同居　・　三世帯同居　・　その他（　　　　）
(4)住居形態　　　一戸建て　・　アパート　・　寮　・　その他（　　　　）
(5)職業　　　　　パート　・　フルタイム　・　自営業　・　その他（　　　　）
(6)健康状態　　　良い　・　普通　・　悪い（病名など　　　　　）
(7)病歴　　　　　過去に大きな病気　有　・　なし　有の場合は（病名など　　　　　）
(8)生活習慣　　　起床時間（　　）時　就寝時間（　　）時
(9)喫煙　　　　　吸う（1日　　本）・　吸わない
(10)飲酒　　　　　飲む（週に　　回）(1回に　　合程度）・　飲まない
(11)運動　　　　　する（週に　　回）(1回に　　を　　分）・　しない

(資料5) 自覚症状調査

氏名 _____ (男・女 ____ 歳)
記入日 ____ 月 ____ 日　午前・午後 ____ 時 ____ 分記入　自覚症しらべ

いまのあなたの状態についてお聞きします。つぎのようなことについて、どの程度あてはまりますか。すべての項目について、1「まったくあてはまらない」～5「非常によくあてはまる」までの5段階のうち、あてはまる番号1つに○をつけてください。

		まったくあてはまらない	わずかにあてはまる	すこしあてはまる	かなりあてはまる	非常によくあてはまる
1	頭がおもい	1	2	3	4	5
2	いらいらする	1	2	3	4	5
3	目がかわく	1	2	3	4	5
4	気分がわるい	1	2	3	4	5
5	おちつかない気分だ	1	2	3	4	5
6	頭がいたい	1	2	3	4	5
7	目がいたい	1	2	3	4	5
8	肩がこる	1	2	3	4	5
9	頭がぼんやりする	1	2	3	4	5
10	あくびがでる	1	2	3	4	5
11	手や指がいたい	1	2	3	4	5
12	ぬまいがする	1	2	3	4	5
13	ねむい	1	2	3	4	5
14	やる気がとぼしい	1	2	3	4	5
15	不安な感じがする	1	2	3	4	5
16	ものがぼやける	1	2	3	4	5
17	全身がだるい	1	2	3	4	5
18	ゆううつな気分だ	1	2	3	4	5
19	腕がだるい	1	2	3	4	5
20	考えがまとまりにくい	1	2	3	4	5
21	横になりたい	1	2	3	4	5
22	目がつかれる	1	2	3	4	5
23	腰がいたい	1	2	3	4	5
24	目がしょぼつく	1	2	3	4	5
25	足がだるい	1	2	3	4	5

・本調査票は、作業に伴う疲労状況の経時的変化をとらえることを目的としています。したがって、調査は作業の進行に伴って繰り返し行ってください。厚労省として1時間間隔で行うこと、昼り眠の測定時点として、作業開始時、作業開きみなどの大休憩の前と、大休憩後、定時の終了時、残業があるときは超過勤務終了直前にも実施することとします。
・本調査票は5つの群別に合計スコア（または項目別に5段階のそれぞれの点数の平均値）を求め、評価してください。その後、以下の5つの群別に合計スコアが小さいときはねむけ感、あくびがでる、やる気がない、横になりたい、全身がだるい
Ⅰ群 ねむけ感：ねむい、不安な感じがする、あくびがでる、やる気がない、横になりたい、全身がだるい
Ⅱ群 不安定感：頭がいたい、気分がわるい、おちつかない気分だ、いらいらする、ゆううつな気分だ
Ⅲ群 だるさ感：肩がこる、腰がいたい、手や指がいたい、頭がおもい、頭がぼんやりする
Ⅳ群 ぼやけ感：目がしょぼつく、目がつかれる、目がいたい、目がかわく、ものがぼやける
Ⅴ群 だるさ感：足がだるい、あくびがでる、目がしょぼつく、横になりたい、全身がだるい

[日本産業衛生学会産業疲労研究会（2002）]

(資料6) 労働者の疲労蓄積度自己診断チェックリスト

記入日 ____ 月 ____ 日

このチェックリストは、労働者の仕事による疲労蓄積を、自覚症状と勤務の状況から判定するものです。自覚症状に対し最も当てはまる項目の□に✓を付けてください。

1. 最近1か月間の自覚症状について、各質問に対し最も当てはまる項目の□に✓を付けてください。

1.	イライラする	□ほとんどない (0)	□時々ある (1)	□よくある (3)
2.	不安だ	□ほとんどない (0)	□時々ある (1)	□よくある (3)
3.	落ち着かない	□ほとんどない (0)	□時々ある (1)	□よくある (3)
4.	ゆううつだ	□ほとんどない (0)	□時々ある (1)	□よくある (3)
5.	よく眠れない	□ほとんどない (0)	□時々ある (1)	□よくある (3)
6.	体の調子が悪い	□ほとんどない (0)	□時々ある (1)	□よくある (3)
7.	物事に集中できない	□ほとんどない (0)	□時々ある (1)	□よくある (3)
8.	するのに間違いが多い	□ほとんどない (0)	□時々ある (1)	□よくある (3)
9.	仕事中、強い眠気に襲われる	□ほとんどない (0)	□時々ある (1)	□よくある (3)
10.	やる気が出ない	□ほとんどない (0)	□時々ある (1)	□よくある (3)
11.	へとへとだ（運動後を除く）	□ほとんどない (0)	□時々ある (1)	□よくある (3)
12.	朝、起きた時、ぐったりした疲れを感じる	□ほとんどない (0)	□時々ある (1)	□よくある (3)
13.	以前とくらべて、疲れやすい	□ほとんどない (0)	□時々ある (1)	□よくある (3)

合計 ____ 点

<自覚症状の評価> 各々の答えの（ ）内の数字をすべて加算してください。

Ⅰ	Ⅱ	Ⅲ	Ⅳ
0～4点	5～10点	11～20点	21点以上

2. 最近1か月間の勤務の状況について、各質問に対し最も当てはまる項目の□に✓を付けてください。

1.	1か月の時間外労働	□ない又は適当 (0)	□多い (1)	□非常に多い (3)
2.	不規則な勤務（予定の変更、突然の仕事）	□少ない (0)	□多い (1)	―
3.	出張に伴う負担（頻度・拘束時間・時差など）	□ない又は小さい (0)	□大きい (1)	□非常に大きい (3)
4.	深夜勤務に伴う負担（★1）	□ない又は小さい (0)	□大きい (1)	□非常に大きい (3)
5.	休憩・仮眠の時間数及び施設	□適切である (0)	□不適切である (1)	―
6.	仕事についての精神的負担	□小さい (0)	□大きい (1)	□非常に大きい (3)
7.	仕事についての身体的負担（★2）	□小さい (0)	□大きい (1)	□非常に大きい (3)

★1：深夜勤務の頻度や時間数などから総合的に判断してください。深夜勤務は、深夜時間帯（午後10時-午前5時）の一部または全部を含む勤務を言います。
★2：肉体的作業や寒冷・暑熱作業、署外作業などでの身体的な負担

<勤務の状況の評価> 各々の答えの（ ）内の数字をすべて加算してください。

A	B	C	D
0点	1～2点	3～5点	6点以上

3. 総合判定

		勤務の状況			
		A	B	C	D
自覚症状	Ⅰ	0	0	2	4
	Ⅱ	0	1	3	5
	Ⅲ	0	2	4	6
	Ⅳ	1	3	5	7

※糖尿病や高血圧等の疾病がある方の場合は判定が正しく行われない可能性があります。

[仕事による負担度] 0～1：低いと考えられる、2～3：やや高いと考えられる、4～5：高いと考えられる、6～7：非常に高いと考えられる

1.3 臨床症状の把握：栄養アセスメントの実践

C. 評価 (20分)

課題e：課題dで行った問診について，ワークシート1.14を用いて3人でそれぞれ評価し合おう

ワークシート1.14　評価シート

	管理栄養士役	学習者役
評価項目	質問の仕方，言葉づかい，問診の態度，問診項目について的確に質問できたか，問題点は見つけられたか	質問の答え方，態度，問診項目について一つ一つ真面目に対応できたか
管理栄養士役	（自己評価）	（他者評価）
学習者役	（他者評価）	（自己評価）
観察者	（他者評価）	（他者評価）

D. 発展

課題f：学習者のアセスメント情報から，問題点を抽出し，栄養教育目標をたてよう

　以下はあなたが（管理栄養士として）面談を行って得られた情報である．この情報から食生活の問題点を抽出して，栄養教育の目標をたてよう．

[学習者のアセスメント情報]

患者氏名	高橋太郎	生年月日	19××年5月25日（40歳）	性別	男性	職業	会社員（営業職）
主訴							
主病名	糖尿病，脂肪肝						
既往歴	なし		薬剤の服用	とくになし			
臨床所見	身長 165 cm，体重 78 kg　BMI_____，体脂肪率 35.8 %		空腹時血糖値　195 mg/dL，HbA1c　10.9 %，ALT 75 U/L，AST 88 U/L，尿糖（＋），血圧 139/85 mmHg				
現病歴と経緯	3年ほど前から健康診断で高血糖を指摘されていたが症状がないので大丈夫だろうと考え，放置．最近，疲れやすくなったこと，この半年で食事量や運動量は変わらないのに体重減少（3 kg）がみられること，糖尿病についてのテレビの特集を観る機会があり，自分は糖尿病かも？と思い精査目的で受診した．精密検査の結果，糖尿病，脂肪肝と診断された．						
食事摂取，生活状況	趣味はスポーツ観戦とゴルフ．月に1回ほどゴルフに行く．通勤は車を使用．仕事でも営業は車でまわる．車から荷物の上げ下ろしは多少している．喫煙は1日に1箱程度．3年ほど前から健康診断で高血糖を指摘されていたが，自覚症状がないため食事にも気をつけていなかった．朝食はトースト1枚にコーヒー1杯（ブラック：ミルク，砂糖なし），昼食は営業職なので仕事の空き時間に食べ，おかずが揚げ物の時は定食を選ぶが，その他の時はうどん（きつねや天ぷらうどん）やラーメンとご飯大盛り．仕事の移動時に車の中で缶コーヒーを1日2本程度飲む．夕方にお腹がへるので菓子パンや肉まんなどと缶コーヒー1本を摂取．夜10時前後に帰宅して，ビール 500 mL または焼酎 2 合程度を夕食のおかずをつまみにして飲む．最後にお茶漬けでごはん1杯を食べる（合計 1,300～1,500 kcal）．食後は少しテレビを見て入浴後に就寝．このような食生活パターンが7～8年は続いている．1日のエネルギー摂取量は，食事調査と聞きとりより計算すると約 3,000 kcal 程度．食事は妻がつくるので，食事内容には興味はないが（腹いっぱいになれば良い），検査を受けるにあたり，糖尿病で食事療法を指摘されるのでは…，されたらめんどくさくていやだなと感じている．しかし，一方で，テレビで見た合併症（目が見えなくなる，下肢の切断，腎臓病）になると仕事もできなくなるし，大変だと感じている．妻は夫の健康のために食事を変える気持ちはある．						

家族構成・家族歴：糖尿病（父），兄 糖尿病，妹 肥満・脂質異常症，本人

□男，○女，◉男本人．枠組みは同居を表す

[課題]

[結果（アウトカム）目標]

[行動目標]

[学習目標]

[環境目標]

1.4 栄養教育への心がまえの把握

ねらい●学習者の行動変容を支援するために，学習者自身が現在どのような心の状態にあるのか，その心がまえを把握し，準備性の程度に対応した教育的アプローチ（働きかけ）の方法を学習する．

A. 事前学習（40分）

課題 a：基礎理論などの整理と具体化

課題 a-1：栄養教育を受け，食生活を自身で変えようと思うための必要条件にはどのようなことが考えられるか，図 1.4 の空欄を埋めよう

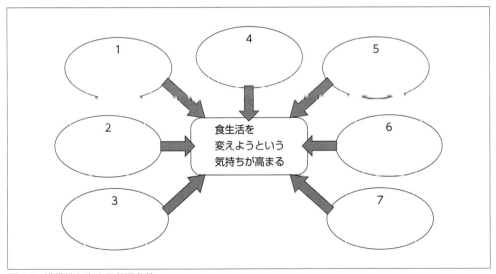

図 1.4　準備性を高める必要条件

課題 a-2：次の（1）〜（8）の理論やモデルを説明し，a〜cのカテゴリーに分類しよう．また，（1）〜（8）の理論やモデルが図1.4の7つの必要条件とどのように関連しているか考えよう

[理論，モデル]	
（1） 健康信念モデル（ヘルスビリーフモデル）	
（2） 社会的認知理論	
（3） 社会的学習理論	
（4） 合理的行動理論，計画的行動理論	
（5） ストレスとコーピング	
（6） ソーシャルサポート	
（7） トランスセオレティカルモデル（行動変容段階モデル）	
（8） プリシード・プロシードモデル	

[カテゴリー]		
a 個人の態度と行動変容に関する理論	b 個人間の関係と行動変容に関する理論の応用	c 集団社会の行動変容に関する理論の応用

課題 a-3：1.3節のD. 発展（課題f）の学習者高橋さん（40歳男性）について，表1.13を参考に，それぞれ①〜⑧について具体的な働きかけを考えてみよう

①	⑤
②	⑥
③	⑦
④	⑧

表1.13 生活習慣を変える8つのポイントにそった働きかけ

①よい	生活習慣を変えることが「よい」ことだと思ってもらう
②自信	生活習慣をうまく変えることができるという「自信」を感じてもらう
③まずい	生活習慣をうまく変えないと，このままでは「まずい」と感じてもらう
④妨げ	生活習慣を変えることを「妨げ」ているものを減らす
⑤ストレス	変えた生活習慣を続けるうえで，「ストレス」とうまくつき合ってもらう
⑥サポート	変えた生活習慣を続けるうえで，周りからの「サポート」を活用してもらう
⑦努力	健康状態は，自分の努力によって左右されると思ってもらう
⑧ステージ	生活習慣を変えることについて，学習者がどの「ステージ」にいるかを把握し，それに合わせた働きかけをする

[松本千明，やる気を引き出す8つのポイント 行動変容をうながす保健指導・患者指導，p.10，医歯薬出版（2007）]

B. 実習 (120分)

課題 b：相手（学習者）の行動変容に対する準備性を把握しよう

準備：2人1組になる．

「食生活の自己管理」行動の変容に関するチェックシート（ワークシート1.15）に記入してもらい，学習者のアセスメントのまとめ（ワークシート1.16）を完成させよう．判定結果を踏まえて，パートナーの意識，態度，行動の変容を引き出すにはどのような教育的アプローチ（働きかけ）が必要であるかを話し合おう．

① ワークシート1.16の栄養アセスメントの結果から学習者にどのような問題点があるかを判定する．
② 学習者に対してワークシート1.15に記入してもらい，図1.5から準備性の判定を行う．
③ ②の判定結果からどのような教育的アプローチ（働きかけ）が必要であるか，表1.14を参照し考える．
④ ①〜③のアセスメント結果を踏まえてどのような栄養指導・教育を進めていくかを考える．

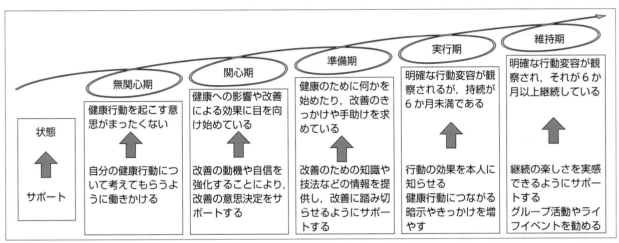

図 1.5　トランスセオレティカルモデル（行動変容段階モデル）
行動変容は一直線ではなく，行ったり，戻ったりする．
[柳田美子ほか，栄養教育論第3版（笠原賀子ほか編），p.42，講談社（2012）]

表 1.14　行動変容の変化の過程における効果的な働きかけ

変化の過程	内容	具体的方法
①意識の高揚 (consciousness raising)	行動を変容させるために，新しい情報を集めたり，それを理解しようと努力したりすること	自分が肥満であることを知り，肥満が健康にどのような影響があるかを理解させる
②感情的体験 (dramatic relief)	行動を変容すること（あるいはしなかったこと）で，感じる気持を体験する	やせたときの気持ちと，肥満のままの気持ちを考えさせる
③環境への再評価 (environmental reevaluation)	行動変容することによって，自分の周囲へ及ぼす影響について考えること	自分がダイエットすると，家族や友人にもよい影響があるのではないかと考えさせる
④自己の再評価 (self-reevaluation)	不健康行動を続けること，あるいは健康行動をとることで，自分にとってどんな影響があるかを考えること	ダイエットすることによるメリットとデメリットをあげさせ，メリットを高める話し合いをする
⑤自己の解放 (self-liberation)	行動変容できるという信念，行動変容をしようと決めること	ダイエット宣言書を書かせたり，目標達成したときのごほうびを考えさせたりし，ダイエットを実行しようと決断させる
⑥行動置換 (counterconditioning)	問題の行動に代わる行動を学習すること	「お菓子の代わりに果物を食べる」など，具体的な方法を提案する
⑦援助関係の利用 (helping relationships)	行動変容に役立つソーシャルサポート（社会的支援）を活用すること	会社の同僚にお酒を控えていることを話し，協力を得るようにすすめる
⑧強化のマネジメント (contingency management)	行動を変容させたり，維持させたりするための強化（たとえば，ごほうびや罰）を行うこと	目標体重になったら旅行をするなど，ごほうびを最初に設定しておく
⑨刺激の統制 (stimulus control)	行動を変容させたり維持させたりすることを思い出させるものを，目につくところに置くこと	最初に食べる量を皿に盛る，体重記録表を冷蔵庫に貼るなど，具体的な方法を提案する
⑩社会的解放 (social liberation)	自分の周りの環境が，健康的な生活のために変化していることに気づくこと	周りの環境でダイエットに役立つことがあるか，考えさせる

[中山玲子ほか編，栄養教育論，p.21，化学同人（2005）]

ワークシート1.15　「食生活の自己管理」行動の変容に関するチェックシート

以下の質問にお答えください．
回答は迷わずに，できるだけ思ったままにお答えください．

(1) あなたの「栄養バランスに配慮した食生活の実践」の状況についておうかがいします．あてはまるところに1つ○をつけてください．
「あなたは栄養バランスに配慮した食生活を実践していますか」
　　〔　〕はい，半年以上続けています．
　　〔　〕はい，半年未満続けています．
　　〔　〕いいえ，しかし1か月以内に始めようと考えています．
　　〔　〕いいえ，しかし半年以内に始めようと考えています．
　　〔　〕いいえ，半年以内に始めようとは考えていません．

(2) あなたは「栄養バランスに配慮した食生活の実践」を行うことはよいことだと思いますか．あてはまる気持ちの数字に○をつけてください．

全くそう思わない				非常にそう思う
1	2	3	4	5

(3) あなたは「栄養バランスに配慮した食生活の実践」を行っていく自信がありますか．あてはまる気持ちの数字に○をつけてください．

全くそう思わない				非常にそう思う
1	2	3	4	5

(4) あなたは，現在の状態が今後も続くと健康面でまずいと思いますか．あてはまる気持ちの数字に○をつけてください．

全くそう思わない				非常にそう思う
1	2	3	4	5

(5) あなたが「栄養バランスに配慮した食生活の実践」を行ううえで妨げになっていることは何ですか．

　　[　　　　　　　　　　　　　　　　　　　　　　　　　　　]

(6) あなたは日常生活でストレスを感じていますか．あてはまる気持ちの数字に○をつけてください．

全くそう思わない				非常にそう思う
1	2	3	4	5

(7) あなたのストレスのもとは何ですか．

　　[　　　　　　　　　　　　　　　　　　　　　　　　　　　]

(8) あなたはストレスのもとに対してどのように対処していますか．

　　[　　　　　　　　　　　　　　　　　　　　　　　　　　　]

(9) あなたが「栄養バランスに配慮した食生活の実践」を行ううえで，協力をしてくれそうな人はいますか．あてはまる番号に○をつけてください．
　　【 1 】はい　　　　　　【 2 】いいえ

(10) 上の質問で協力してくれそうな人がいると答えた方は，具体的にそれは誰ですか．

　　[　　　　　　　　　　　　　　　　　　　　　　　　　　　]

(11) 健康は自分の行動や努力によって決まると思いますか．あてはまる番号に○をつけてください．

全くそう思わない				非常にそう思う
1	2	3	4	5

[松本千明，医療・保健スタッフのための健康行動理論実践編，pp.78-79，医歯薬出版（2002）より改変]

ワークシート 1.16 学習者のアセスメントのまとめ

記入年月日 _____

記入者 _____

氏名(フリガナ)			男・女	生年月日	年　月　日（　歳）	職業	
身長	cm	体重	kg	BMI		%IBW	
学習者の把握に必要な項目[*1]							
準備性（行動変容段階）				理由			
教育的アプローチ[*2]							
栄養教育案（教育計画）[*3]							

* 1　例：身体活動状況，基礎代謝，推定エネルギー必要量，摂取栄養量，食品群別摂取状況，体重歴，栄養歴，食習慣，生活状況など
* 2　準備性（行動変容段階）と表 1.13 から教育的アプローチを考えてみよう
* 3　PDCA サイクル（栄養ケア・マネジメント）または栄養ケアプロセスに沿って考えてみよう

課題 c：グループ内発表を行おう

①課題 b の 2 人 1 組のまま，1 グループ 10 人程度になるようにグループを作る．課題 b で行った①～④について，2 人 1 組でグループ内で発表しよう（1 人 5 分，1 組で 10 分）．

②発表者以外は発表者に対し，観察者として発表の内容についてワークシート 1.17a に記入する．発表者は，発表後，自己評価シート（ワークシート 1.17b）へ記入する．

C. 評価 (20分)

観察者として記入したシートは，それぞれの発表者へ渡す．すべての評価から，学習者への栄養教育内容を見直し，ワークシート 1.16 を完成させよう．

ワークシート1.17a　観察者による評価シート

発表者（　　　　　　　　　　　　　）　　　　　　　　　　　　　　　　記入者（　　　　　　　　　　　　　）

Q.1　発表の全体の流れ（印象）

全く良くなかった				非常に良かった
1	2	3	4	5

Q.2　発表内容は行動変容段階および栄養アセスメントの結果に基づいて適切であった．

全く適切でない				非常に適切である
1	2	3	4	5

Q.3　発表内容は学習者の「食生活の自己管理」行動の変容に関するチェックシートのアセスメントの結果に基づいて適切であった．

全く適切でない				非常に適切である
1	2	3	4	5

Q.4　発表内容の学習者に対する教育的アプローチ（働きかけ）は適切であった．

全く適切でない				非常に適切である
1	2	3	4	5

Q.5　自分が学習者だったら，教育内容について実行する意欲（やる気）がわいた．

全くそう思わない				非常にそう思う
1	2	3	4	5

Q.6　発表内容は理解しやすく，わかりやすかった．

全くそう思わない				非常にそう思う
1	2	3	4	5

Q.7　自分が学習者だったら，発表内容に基づいて面接をされた場合，管理栄養士に聴いてもらいたいことは何ですか．

Q.8　発表やその内容において良かった点と今後の改善・工夫点．

ワークシート1.17b　管理栄養士・栄養士役による自己評価シート

　　　　　　　　　　　　　　　　　　　　　　　　　　　　　　　　　記入者（　　　　　　　　　　　　　）

Q.1　発表の全体の流れ（印象）

全く良くなかった				非常に良かった
1	2	3	4	5

Q.2　発表内容は行動変容段階および栄養アセスメントの結果に基づいて適切であった．

全く適切でない				非常に適切である
1	2	3	4	5

Q.3　発表内容は学習者の「食生活の自己管理」行動の変容に関するチェックシートのアセスメントの結果に基づいて適切であった．

全く適切でない				非常に適切である
1	2	3	4	5

Q.4　発表内容の学習者に対する教育的アプローチ（働きかけ）は適切であった．

全く適切でない				非常に適切である
1	2	3	4	5

Q.5　教育計画は実際に実践しやすいものであった．

全くそう思わない				非常にそう思う
1	2	3	4	5

Q.6　発表内容は理解しやすく，わかりやすかった．

全くそう思わない				非常にそう思う
1	2	3	4	5

Q.7　発表内容に基づいて面接をした場合，学習者が管理栄養士に聴いてもらいたいことは何だったと思いますか．

Q.8　発表やその内容において良かった点と今後の改善・工夫点．

D. 発展

課題 d：栄養関連学科以外の 3 人の準備性の把握を試みよう

条件：①男女を共に含むこと（男 2 女 1 または男 1 女 2），② 1 人は中高年であること

課題 e：課題 c，評価時のワークシート 1.17a を集計・解析し，提出しよう

1.5 個人指導に活かす行動科学理論やモデル　30　60

> ねらい●具体的な場面設定から，行動科学理論を学び，応用実習（5.1 節）につなげる．

A. 事前学習（30 分）

課題 a：行動科学理論やモデルを栄養教育に取り入れる利点を話し合い，まとめよう

B. 実習（60 分）

課題 b：行動科学理論を具体例から理解しよう

　鈴木さんは以下のような状況である．これから管理栄養士として生活習慣改善指導を行うつもりで，ワークシート 1.18 を用いて，図 1.6，表 1.14 (p.31) や表 1.15〜表 1.17 を参考に，行動科学理論を活用して，鈴木さんを分析してみよう．

鈴木さん　50 歳，女性，身長 155 cm，体重 64 kg
会社で行った健康診断の結果（血圧：収縮期血圧 135 mmHg，拡張期血圧 88 mmHg　中性脂肪：230 mg/dL を指摘）
生活習慣改善相談を受けることを勧められた．

> このあいだの健診の結果だけど，血圧と脂肪が高いみたい．でも，どこか痛いわけじゃないし・・・．別にたいしたことはないわよね．テレビで血圧が高いと脳卒中とか心筋梗塞になりやすいって言ってたけれど・・・．そうなったら家族に迷惑をかけるから大変だわ．でも，私は健康だから大丈夫でしょう！○○病院健康管理センターで生活習慣改善相談を受けるようにって書いてあるけどどうしようかな？行って「食事をかえなさい」とか「運動しなさい」とか言われるのは嫌だわ．それに運動をした方がいいって聞くけれど，本当に身体にどれだけいいのかわからないし・・・．無理をしたら膝が痛くなるかもしれないわ．仕事も家事も忙しいから，わざわざ時間を作るのは難しいわよね．生活習慣改善相談なんて行きたくないわ．

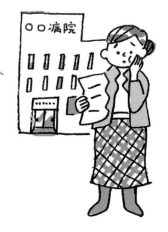

ワークシート 1.18 行動科学理論を用いた分析

(1) 鈴木さんの言葉について話し合おう
鈴木さんの言葉を健康信念モデル（ヘルスビリーフモデル）に当てはめるとどのように説明されるか（自分が生活習慣改善を行うことに対して有益性，あるいは障害と感じていること，病気に対する罹患性・重大性など）．

(2) 鈴木さんの健康診断アンケートで，運動についての項目に以下の回答を得た

◎ここでいう運動とは，20分以上の速歩きやジョギング，自転車こぎなどの活動をいいます．また，運動は特別に時間を作って行っている活動だけでなく，自宅から駅までなどの活動も含みます．あなたは運動を週3回以上行っていますか？
(1) はい，6か月以上続けています．
(2) はい，6か月未満続けています．
(3) いいえ，しかし1か月以内に始めようと考えています．
(4) いいえ，しかし6か月以内に始めようと考えています．
(5) いいえ，6か月以内に始めようとは考えていません．

① 鈴木さんの運動に対する「行動変容段階」はどこか分類しよう．

② トランスセオレティカルモデル（行動変容段階モデル）の観点からどのような働きかけが有効だと思うか．

(3) 管理栄養士としては，鈴木さんに今後何か変えてみようと思ってもらいたいところである
① 生活習慣改善を行う自信についてどの程度感じていると思うか．

② 「セルフエフィカシーを高める」という観点からどのような働きかけが有効だと思うか．

行動科学を栄養教育に取り入れる注意点
・理論やモデルにこだわるのではなく，対象の課題に合わせて考え方（概念）を自由に活用すること
・理論やモデルは，それぞれに長所・短所や，課題による向き・不向きがある
・ほとんどの理論・モデルは，「食」以外の行動を対象として開発され，構築されてきている．したがって，「食」の特徴をふまえて，展開して使う力が必要
・人間はひとりひとり違う．理論やモデルで人間の行動や変化がすべて説明できるとは限らない（多くは説明しきれない）

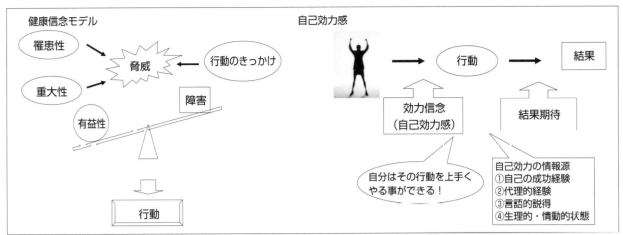

図 1.6 健康信念モデル（ヘルスビリーフモデル）と自己効力感（セルフエフィカシー）
[左：松本千明，医療・保健スタッフのための健康行動理論の基礎，p.5，医歯薬出版（2002），右：Bandura A, *Psychological Review*, **84**, 191-215（1977）]

表 1.15 健康教育に活用されるおもな理論・モデル

健康信念モデル （ヘルスビリーフモデル， Rosenstock IM や Becker MH）	人が健康に良いとされる行動をとるようになるには以下の条件が必要 ・健康についてこのままではまずいという危機感を感じること ・行動をとることのプラス面がマイナス面より大きいと感じること
自己効力感 （セルフエフィカシー，Bandura A）	人はある行動が望ましい結果をもたらすと思い，その行動をうまくやることができるという自信があるときに，その行動をとる可能性が高くなる
トランスセオレティカルモデル （行動変容段階モデル） （Prochaska JO と Diclemente CC）	人の行動が変わり，それが維持されるには5つのステージを通る．人が行動変容を起こしてそれが維持されるには無関心期からはじまって段階的にステージを移動して，最終的に維持期に入る．この過程はいつも順調に一方向に進むとは限らず，場合によっては元のステージに戻ってしまうこともある（図 1.5 参照）

表 1.16 自己効力感（セルフエフィカシー）を高める工夫

スモールステップ	学習者が実行できそうな目標を設定し，その目標が達成されたら次の目標へと順次目標を高める
言語的説得	肯定的な評価で「大丈夫！できる」と励ます
成功体験	過去に少しでもできた経験を思い出す．実際の場面を想定したロールプレイを行う
代理的経験	学習者と同じような人（モデル）の成功例や望ましい行動を提示（モデリング）し，真似をさせる
オペラント強化	目標が達成できたら褒めたり，褒美を与える
情動的喚起	ストレスや負の感情への対処方法を考える（ポジティブ・シンキング）

[柳田美子ほか，栄養教育論第3版（笠原賀子ほか編），p.45，講談社（2012）]

表 1.17 トランスセオレティカルモデル（行動変容段階モデル）の食生活への応用（米国の先行研究の例）

前熟考期	ある食行動を変えようと試みなかったし，今後6か月以内にも変えるつもりはない
熟考期	ある食行動を変えようと試みなかったが，今後6か月以内に変えるつもりである
準備期	ある食行動を過去6か月間変えようと試みたことはあるが，うまく継続できていない．または，今後1か月以内に始めようと思っている
実行期	ある食行動を実際に試みていて，うまく継続できている．ただし，6か月以内
維持期	ある食行動が6か月以上継続できている

食の場合は，ターゲット行動をどう設定するか，準備期のとらえ方がむずかしい（Glanz,K.*et al*.,1994，Curry,SJ.*et al*.,1992 など）

2. 栄養教育のための食事計画：栄養量を食事へ展開しよう

　1章で学んだ栄養アセスメントの手法をもとに，栄養教育を行うために次のステップへと進もう．

　栄養教育に必要な情報を栄養アセスメントで収集し，問題点を抽出して，その問題点のうち実現可能なものや学習者のニーズに沿ったもの（医療的な「治療」の側面が最優先されることもある）から栄養教育計画を立てていく．その中で，私たち栄養の専門家が使う数字や単位（たとえば 1,800 kcal の食事や妊娠に伴う鉄の付加量は初期 2.5 mg/日）などは，あくまで栄養を計画，実施，評価する管理栄養士・栄養士のためのものであり，学習者に指示するためのものではない．学習者には「何をどれだけ食べたらよいか」を具体的に食品・食材や料理・食事で示していくことが必要であり，管理栄養士・栄養士は栄養素レベルを食品・食材や料理・食事レベルに展開する能力が求められる．2章では，栄養教育を行うための食事計画の作成の方法について学ぶ．

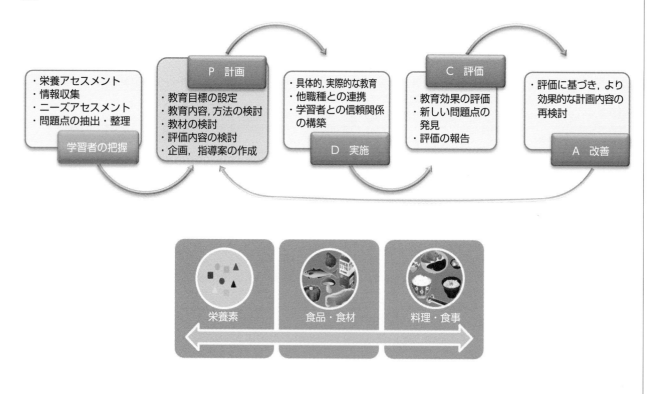

2.1 指示栄養量，必要栄養量を食事にかえる

ねらい●人は栄養素を食物の形で摂取する．このため，栄養教育を行う際には，学習者に「何をどれだけ食べるか」を具体的に示すことが必要となる．学習者の栄養素レベルで表された指示栄養量や必要栄養量を，具体的な食品レベルや料理レベルといった食物の形で表して食事計画を立てることを学ぼう（図2.1，図2.2）．

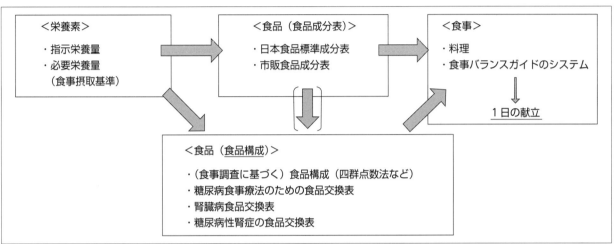

図2.1 「何をどれだけ食べるか」栄養教育における表し方1

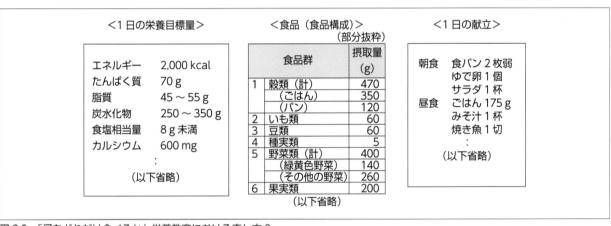

図2.2 「何をどれだけ食べるか」栄養教育における表し方2

A. 事前学習（20分）

課題a：次のコラムを読んでなぜ栄養教育に食品構成が必要なのか，またその作成の手順例を学ぼう

(1) 食品構成（食品群別摂取量）

　指示栄養量や必要栄養量といった1日の栄養目標量を，食品レベルで表した量的な目安に食品構成がある．食品構成とは，多種多様な食品から特徴となる栄養成分が類似する食品同士をまとめて食品群をつくり，栄養目標量を過不足なく摂れるよう食品群別摂取量を示したものである．つまり，栄養バランスのよい1日の食品の摂り方の目安である．

　食品構成の食品群別摂取量を目安にすれば，必ずしも日本食品標準成分表で計算をしなくても，栄養目標量に近い1日の献立を作成することができる．また，各食品群からさまざまな食品を選んで組み合せて使用できることから，日々変化ある献立をつくるのに役立ち汎用性にも富んでいる．しかし，一方で料理をつくらない人にはわかりにくいという短所がある．

　1日の栄養目標量を食品構成で表す方法は，各自治体や保健医療施設などで作成したさまざまな食品構成（図2.3）をはじめとして，栄養教育に一般的に広く利用されている．また，食品構成を利用したシステムには，香川綾氏考案の四群点数法，食事療法を実践する患者および家族のために作成された「糖尿病食事療法のための食品交換表」，「腎臓病食品交換表」，「糖尿病性腎症の食品交換表」などがあり，わが国で広く用いられている．

(2) 1日の献立

　1日の栄養目標量は，食品を料理レベルで表して組み合せた，1日の献立としても表すことができる．1日の献立は，学習者に実際に食べる料理の形で，質（味），量，組み合せを具体的に示せることから，料理をつくる人だけでなく食べる（だけの）人の視点にも立つ有用な目安として広く栄養教育に利用されている．一方，食品構成などのシステムから切り離して1日の献立のみを例示する場合は，1回限りの例となることから汎用性に乏しいという短所もある．このため，学習者が実際に使用する際には複数の1日の献立が必要となる．

　1日の献立は，日本食品標準成分表から直接に栄養計算をして作成したり，前述の食品構成や食品構成を料理の形で示した「食事バランスガイド」（ワークシート1.6 参照）を利用したりして作成する．このうち1日の栄養目標量に最も近いのは，日本食品標準成分表から作成した献立であり，次にさまざまな食品構成から作成した献立，そして最後に「食事バランスガイド」から作成した献立と考えられる．誰もが理解しやすく実践しやすいことを最優先した「食事バランスガイド」は，わが国で日常的に頻繁に摂取されている代表的な料理や食品をその内容のまま，栄養成分や料理区分などの分類条件に基づき，大まかに量の目安で組み合せるシステムである．このため厳密な栄養管理には使用しにくい．しかし

1日に食べたい食品のめやす（1～2歳，エネルギー 1,050 kcal）

	目安量	グラム
主食	ごはん子ども茶わん2杯強　食パン6枚切り1/2枚　じゃがいも1/3個	米 90 g パン 30 g いも類 40 g
主菜	魚1/3切　卵1/2個　豆腐1/8丁　牛肉（ももうす切）20 g	魚介類 25 g 肉類 20 g 豆類 40 g 卵 25 g
副菜	キャベツ1枚　玉ねぎ1/5個　えのきだけ1/4束　ほうれん草1株またはにんじん1 cmまたはかぼちゃ1/2切　生わかめ1枚	色の濃い野菜 50 g 色のうすい野菜 80 g きのこ類 20 g 藻類 4 g
その他	牛乳300 g　砂糖大さじ1杯　りんご1/3個　油大さじ1杯弱	牛乳・乳製品 300 g 果物 80 g さとう類 10 g 油脂類 15 g

※牛乳と果物は食事でとりにくい場合はおやつで与えましょう．

図2.3　食品構成の例
〔（財）大阪府公衆衛生協会，乳幼児の栄養，p.5（2009）〕

「食事バランスガイド」から作成した1日の献立はもちろんのこと，「食事バランスガイド」システム自体も，料理レベルで表されることから食品構成の短所を補っており，料理をしない人の視点にも立つという利点がある．

どの手順で1日の献立を作成しても，最終的に日本食品標準成分表で計算した献立は，食品構成や「食事バランスガイド」から作成したままの献立よりも1日の栄養目標量に最も近く調整できる．この日本食品標準成分表による献立作成には，栄養に関するある程度の専門知識と手間が必要であるが，厳密な食事療法が必要な際には適している．

なお，原則として食事計画を献立で表す際は1日例で示すのがよいが，簡便さを優先して1食例で示す場合がある．さらには単品料理で示す場合もある．これらの場合，単に料理の紹介にならないよう，その料理の1日の栄養目標量に対する栄養および食品的な意義を明確にして例示することが大切である．

以上，いずれの方法も栄養教育において1日の栄養目標量を学習者に示す際，基本となる有用な方法であるため，各方法の長所と短所などの特徴をふまえ，栄養教育の目的および必要な精度，学習者の状況などに応じ，柔軟に効果的な方法を選択する．

2.2 栄養教育のための食品構成の作成方法

1日の栄養目標量を食品レベルで表した前述の食品構成は，給食管理業務で献立を作成する際にも，給与栄養目標量を満たす食品の使用量の目安として役立ってきた．ただし，栄養教育のための食品構成と給食管理のための食品構成には，作成に使うデータベースに違いがある．基本的な考え方として，給食管理では施設などで献立作成に使用した食品の種類や量を利用するが，栄養教育では学習者の食事調査結果に基づく食品の種類や量を利用する．その他の作成手順はどちらも同様であり，次の通りである（①～③は給食実習などにて習得．「栄養科学シリーズNEXT 献立作成の基本と実践」参照）．

① 1日の栄養目標量を反映させるための栄養的な特徴をふまえた食品群と食品群数を決める．
② 対象となる個人および集団の食事調査結果をもとにして食品群別荷重平均栄養成分表（100 gあたり）を作成する．
③ 1日の栄養目標量，栄養比率の目標に合わせて各食品群の使用量を調整する．

　［栄養比率の例］
　・穀物エネルギー／総エネルギー：60 %以下
　・動物性たんぱく質／総たんぱく質：40～50 %程度
　・PFCエネルギー比率
　　P：たんぱく質エネルギー／総エネルギー：10～20 %
　　F：脂質エネルギー／総エネルギー：20～30 %
　　C：炭水化物エネルギー／総エネルギー：50～70 %

2.3 食品構成の栄養教育への活用

食品構成は，対象となる個人や集団の栄養アセスメントの際，その栄養素摂取状況の原因となる食品摂取状況を評価するためにも活用できる．図2.4は個人を対象とした栄養教育の資料例であり，食品群別に示した目安量と個人の摂取量を評価できるようにしている．このように具体的に食品の摂取量の増減によって栄養改善方法を示すことができる．

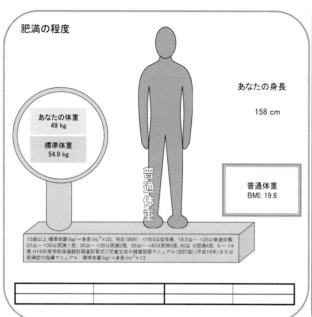

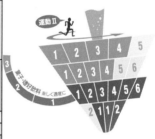

図 2.4 食品構成を個人の栄養教育に利用した例
［吉村幸雄，高橋啓子，食物摂取頻度調査 FFQg Ver. 3.5，建帛社（2011）］

A. 実習 (120分)

課題 b：国民健康・栄養調査結果から食品構成を作成し，活用してみよう

Microsoft Excel の表計算を利用する．

準備：国民健康・栄養調査結果，コンピュータ（Microsoft Excel），電卓

① 栄養調査結果の例として，国民健康・栄養調査結果を食品構成のデータベースに使った食品群別荷重平均栄養成分表を，表 2.1 と同様に作成しよう．

最新の厚生労働省国民健康・栄養調査結果を利用して食品群別荷重平均栄養成分表を作成しよう．（ここでは，平成 24 年のデータ（図 2.5）をもとに，表 2.1 を作成している）．

② ①で作成した（表 2.1）食品群別荷重平均栄養成分表をもとに，基本として 2,000 kcal，糖質エネルギー比率 約 60 %，脂肪エネルギー比率 約 25 %，動物性たんぱく質比率約 50 %の健康人の食品構成例を，表 2.2 のように作成してみよう．

食品群別栄養素等摂取量

食品群別	食品群番号	摂取量 (g)	エネルギー (kcal)	たんぱく質 (g)	脂質 (g)	脂肪酸 (g)				コレステロール (mg)	炭水化物 (g)
						飽和脂肪酸	一価不飽和脂肪酸	n-6 系脂肪酸	n-3 系脂肪酸		
総量	1～98	2018.3	1874.3	68.0	55.0	15.1	18.9	9.3	2.1	304.3	259.8
動物性食品	48～76, 79	319.7	451.6	36.3	27.6	9.8	9.7	2.1	1.0	283.1	10.9
植物性食品	1～47, 77, 78, 80～98	1698.6	1422.7	31.7	27.4	5.3	9.2	7.2	1.1	21.3	248.9
穀類	1～12	439.7	781.9	15.3	4.5	1.2	1.1	0.9	0.0	2.6	163.5
米・加工品	1,2	329.1	553.0	8.3	1.0	0.3	0.2	0.3	0.0	0.0	122.0
米	1	325.1	544.6	8.1	1.0	0.3	0.2	0.3	0.0	0.0	120.2
米加工品	2	4.0	8.4	0.1	0.0	0.0	0.0	0.0	0.0	0.0	1.8
小麦・加工品	3～9	102.4	216.6	6.6	3.3	0.9	0.9	0.6	0.0	2.6	39.0
小麦粉類	3	3.9	14.4	0.3	0.1	0.0	0.0	0.0	0.0	0.1	2.9
パン類(菓子パンを除く)	4	33.6	91.5	3.1	1.7	0.4	0.4	0.3	0.0	0.0	16.0
菓子パン類	5	4.4	13.7	0.4	0.4	0.1	0.1	0.0	0.0	2.1	2.2
うどん，中華めん類	6	39.7	51.2	1.4	0.2	0.1	0.0	0.1	0.0	0.0	10.3
即席中華めん	7	4.6	19.0	0.4	0.7	0.3	0.3	0.0	0.0	0.5	2.7
パスタ類	8	10.7	15.9	0.6	0.1	0.0	0.0	0.0	0.0	0.0	3.0
その他の小麦加工品	9	5.5	10.9	0.4	0.1	0.0	0.0	0.0	0.0	0.0	2.0
その他の穀類・加工品	10～12	8.1	12.3	0.4	0.1	0.0	0.0	0.0	0.0	0.0	2.4
そば・加工品	10	5.5	7.1	0.3	0.1	0.0	0.0	0.0	0.0	0.0	1.4
とうもろこし・加工品	11	0.5	1.9	0.0	0.0	0.0	0.0	0.0	0.0	0.0	0.4
その他の穀類	12	2.2	3.3	0.1	0.0	0.0	0.0	0.0	0.0	0.0	0.7
いも類	13～16	54.3	39.1	0.6	0.1	0.0	0.0	0.0	0.0	0.0	9.2
いも・加工品	13～15	52.2	34.5	0.6	0.1	0.0	0.0	0.0	0.0	0.0	8.1
さつまいも・加工品	13	7.4	9.5	0.1	0.0	0.0	0.0	0.0	0.0	0.0	2.3
じゃがいも・加工品	14	26.4	19.0	0.4	0.0	0.0	0.0	0.0	0.0	0.0	4.4

図 2.5 食品群別栄養素等摂取量の例
（国民健康・栄養調査結果，食品群別栄養素等摂取量（全国補正値，平成 24 年）より一部抜粋）

表 2.1 食品群別荷重平均栄養成分表の例

食品群	摂取量 (g)	エネルギー (kcal)	たんぱく質 (g)	脂質 (g)	炭水化物 (g)	カリウム (mg)	カルシウム (mg)	リン (mg)	鉄 (mg)	ビタミンA (μgRE)	ビタミンD (μg)	ビタミンB_1 (mg)	ビタミンB_2 (mg)	ビタミンC (mg)	食物繊維総量 (g)	食塩相当量 (g)
穀類	100.0	177.8	3.5	1.0	37.2	39.1	9.4	41.6	0.2	0.5	0.0	0.04	0.02	0.0	0.7	0.2
ごはん	100.0	167.5	2.5	0.3	37.0	29.7	3.0	35.0	0.1	0.0	0.0	0.02	0.01	0.0	0.3	0.0
パン類（菓子パンを除く）	100.0	272.0	9.2	5.0	47.4	102.6	30.6	83.7	0.7	0.2	0.0	0.08	0.05	0.0	2.3	1.3
いも類	100.0	72.0	1.2	0.1	17.0	311.9	19.1	26.9	0.4	0.3	0.0	0.05	0.02	13.8	2.0	0.0
砂糖・甘味料類	100.0	370.7	0.0	0.0	96.7	21.9	5.5	0.9	0.2	0.0	0.0	0.00	0.00	0.3	0.0	0.0
豆類	100.0	117.1	8.6	7.1	4.7	219.3	107.9	121.8	1.6	0.0	0.0	0.08	0.10	0.0	1.7	0.1
種実類	100.0	472.5	15.8	37.3	25.2	523.9	418.2	344.7	4.3	2.6	0.0	0.30	0.21	6.4	8.6	0.1
野菜類	100.0	25.6	1.0	0.2	5.7	192.1	32.2	28.2	0.4	109.4	0.0	0.04	0.03	13.1	1.9	0.2
緑黄色野菜	100.0	30.4	1.4	0.2	6.7	258.5	43.0	33.3	0.6	291.6	0.0	0.05	0.06	19.6	2.5	0.0
その他の野菜	100.0	21.7	0.9	0.2	4.9	148.8	25.7	24.6	0.3	4.9	0.0	0.03	0.02	10.0	1.7	0.0
果実類	100.0	60.4	0.6	0.3	15.6	177.9	9.3	15.5	0.2	27.6	0.0	0.04	0.02	29.6	1.2	0.0
きのこ類	100.0	18.9	2.5	0.3	6.4	243.2	2.5	79.9	0.5	0.0	2.6	0.12	0.14	0.1	4.1	0.0
藻類	100.0	23.3	2.9	0.4	7.8	437.7	97.6	50.7	2.0	104.9	0.0	0.05	0.12	7.4	4.9	1.5
魚介類	100.0	153.9	19.0	6.9	2.4	273.4	54.5	220.8	1.0	28.8	8.0	0.09	0.16	1.2	0.0	1.0
肉類	100.0	210.2	15.7	15.3	0.5	175.7	5.3	133.1	0.8	53.0	0.2	0.27	0.14	4.8	0.0	0.4
卵類	100.0	151.5	12.8	10.1	0.3	129.1	51.1	180.4	1.8	143.4	1.8	0.06	0.40	0.0	0.0	0.3
乳類	100.0	77.0	3.7	3.8	6.9	145.3	118.7	102.9	0.0	34.4	0.2	0.04	0.15	0.7	0.0	0.2
油脂類	100.0	872.6	0.1	94.7	0.1	4.9	2.6	2.9	0.0	56.3	0.1	0.00	0.01	0.0	0.0	0.3
菓子類	100.0	339.2	6.1	11.9	52.1	178.0	47.9	93.0	0.9	50.1	0.3	0.08	0.12	1.4	1.7	0.5
嗜好飲料類	100.0	13.3	0.2	0.0	1.3	26.1	3.0	4.0	0.1	0.2	0.0	0.01	0.03	2.1	0.0	0.0
調味料・香辛料類	100.0	117.7	4.2	5.6	12.0	187.4	29.8	76.7	1.0	5.6	0.0	0.04	0.09	0.6	0.8	7.5

国民健康・栄養調査結果（全国補正値，平成24年）より食品構成に必要な食品群を選んで作成した．

表2.2 2,000 kcal 食品構成の例

食品群	摂取量 (g)	エネルギー (kcal)	たんぱく質 (g)	脂質 (g)	炭水化物 (g)	カリウム (mg)	カルシウム (mg)	リン (mg)	鉄 (mg)	ビタミンA (μgRE)	ビタミンD (μg)	ビタミンB_1 (mg)	ビタミンB_2 (mg)	ビタミンC (mg)	食物繊維総量 (g)	食塩相当量 (g)
穀類（計）	450.0	847.8	17.3	5.6	175.8	199.2	38.5	201.4	1.0	0.2	0.0	0.15	0.08	0.0	3.2	1.2
ごはん	360.0	603.1	9.0	1.1	133.1	106.9	11.0	126.0	0.4	0.0	0.0	0.08	0.04	0.0	1.1	0.0
パン（菓子パンを除く）	90.0	244.8	8.3	4.5	42.7	92.3	27.6	75.3	0.6	0.2	0.0	0.07	0.04	0.0	2.0	1.1
いも類	60.0	43.2	0.7	0.1	10.2	187.1	11.5	16.1	0.3	0.2	0.0	0.03	0.01	8.3	1.2	0.0
砂糖・甘味料類	10.0	37.1	0.0	0.0	9.7	2.2	0.6	0.1	0.0	0.0	0.0	0.00	0.00	0.0	0.0	0.0
豆類	60.0	70.3	5.2	4.2	2.8	131.6	64.8	73.1	1.0	0.0	0.0	0.05	0.06	0.0	1.0	0.0
種実類	5.0	23.6	0.8	1.9	1.3	26.2	20.9	17.2	0.2	0.1	0.0	0.01	0.01	0.3	0.4	0.0
野菜類（計）	370.0	93.3	3.9	0.7	20.8	715.1	121.1	104.1	1.5	448.1	0.0	0.13	0.13	51.5	7.5	0.1
緑黄色野菜	150.0	45.6	2.1	0.3	10.0	387.8	64.5	50.0	0.9	437.4	0.0	0.07	0.09	29.4	3.8	0.1
その他の野菜	220.0	47.8	1.9	0.3	10.8	327.3	56.6	54.1	0.6	10.7	0.0	0.06	0.04	22.1	3.7	0.0
果実類	200.0	120.9	1.1	0.5	31.2	355.8	18.7	31.0	0.3	55.3	0.0	0.09	0.04	59.3	2.5	0.0
きのこ類	20.0	3.8	0.5	0.1	1.3	48.6	0.5	16.0	0.1	0.0	0.5	0.02	0.03	0.0	0.8	0.0
藻類	10.0	2.3	0.3	0.0	0.8	43.8	9.8	5.1	0.2	10.5	0.0	0.00	0.01	0.7	0.5	0.2
魚介類	80.0	123.1	15.2	5.5	1.9	218.7	43.6	176.6	0.8	23.1	6.4	0.07	0.13	1.0	0.0	0.8
肉類	70.0	147.1	11.0	10.7	0.3	123.0	3.7	93.2	0.5	37.1	0.2	0.19	0.10	3.3	0.0	0.3
卵類	50.0	75.8	6.4	5.0	0.2	64.5	25.6	90.2	0.9	71.7	0.9	0.03	0.20	0.0	0.0	0.2
乳類	200.0	154.1	7.4	7.6	13.8	290.7	237.4	205.7	0.1	68.7	0.4	0.07	0.30	1.4	0.0	0.3
油脂類	10.0	87.6	0.0	9.5	0.0	0.5	0.3	0.3	0.0	5.6	0.0	0.00	0.00	0.0	0.0	0.0
菓子類	25.0	84.8	1.5	3.0	13.0	44.5	12.0	23.2	0.2	12.5	0.1	0.02	0.03	0.4	0.1	0.1
嗜好飲料類	200.0	26.6	0.3	0.0	2.5	52.2	5.9	8.0	0.1	0.4	0.0	0.01	0.06	4.1	0.0	0.0
調味料・香辛料類	45.0	64.8	2.5	3.4	5.9	104.6	17.7	43.6	0.7	2.6	0.0	0.02	0.04	0.2	0.6	4.5
計		2006	74.2	57.7	291.4	2608	632	1105	7.9	736	8.5	0.91	1.23	131	18.0	7.7
	PFC比		0.15	0.26	0.58											
参考[1]（男性I：65～74歳）		2050	60.0	20～30%	50～65%	2500	750	1000	7.5	850	8.5	1.3	1.5	100	20以上	7.5未満
参考[2]（女性II：18～29歳）		2000	50.0	20～30%	50～65%	2000	650	800	10.5	650	8.5	1.1	1.2	100	18以上	6.5未満

国民健康・栄養調査結果（全国補正値，平成24年）をもとに作成した　1）2）参考値は「日本人の食事摂取基準（2020年版）」より．

B. 評価

課題 c：食品構成の活用

準備：コンピュータ（Microsoft Excel），電卓，献立が立てられる資料

課題 c-1：表 2.2 の食品構成を使って，食品摂取状況を評価しよう

表 2.2 の食品構成を使って，1 日の野菜の摂取量が 80 g（キャベツ 30 g，トマト 20 g，きゅうり 10 g，玉ねぎ 20 g）の 20 歳女性（身体活動レベル II）の食品摂取状況を評価してみよう．そして野菜以外は表 2.2 の食品構成程度を摂取していると仮定して栄養素摂取状況を表 2.2 からシュミレーション計算し，野菜の摂取量がどのように栄養素摂取量に影響するか確認してみよう．

課題 c-2：表 2.2 の食品構成を使って，20 歳女性（身体活動レベル II）の 1 日の献立例を 1 日分作成しよう．

実際は食品構成をすべて満たす献立を 1 日分で立てるのは難しい．また，栄養教育は望ましい食生活に向けて学習者が行動変容を行えるよう支援するものであるから，栄養教育後の 1 週間で「1 日分の食事が抜群に良く，6 日間は悪い」より，「1 日は不十分でも 1 週間で考えるとバランスが良い」方が望ましい．しかし，ここでは献立を立てる演習のため，1 日の中でバランスが良くなる献立を考えよう．

C. 発展

課題 d：リーフレットやパンフレットを作成しよう

20 歳女性（身体活動レベル II）に「野菜を食べよう」をテーマにした栄養教育のリーフレット（表紙を入れて 4 ページ程度．図 2.6 参照）やパンフレット（図 2.7 参照）をコンピュータを用いて作成してみよう．その中で課題 c-2 で作成した献立（またはメニュー）を紹介しよう．

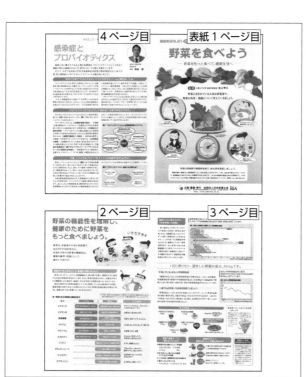

図 2.6　リーフレット例　栄養士会発行（A4 サイズ，4 ページ）
［健康増進のしおり 2009-2，野菜を食べよう，日本栄養士会 (2009)］

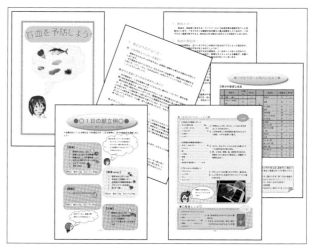

図 2.7　パンフレット例　学生作成（A4 サイズ，6 ページ）

3. 栄養教育の基礎技術：栄養教育を効果的に行えるようにしよう

　3章では，前章までに学んだ栄養アセスメント，栄養情報から食事への展開に加え，効果的な栄養教育を行うために不可欠な技術について理解を深める．栄養教育は学習者のために行われるものであり，栄養教育の目的や指導案などがいくらすばらしくても，それを実際に行った時に学習者のニーズに沿ったものでなかったり，教育側のねらいや思いが伝わらなければ，学習者の意識や態度，行動の変容は起こらない．学習者の立場に立った栄養教育を行うことが，学習者の支援につながる．

　そこで，カウンセリングの基礎技術，栄養教育を進める時に活用できる集団討議法の実際，またリーフレットなどの教材作成やプレゼンテーションで必要なコンピュータの技術などの習得を行う．

　また，栄養教育の各段階で求められる評価のうち，アンケートの評価について基礎的な視点を習得する．

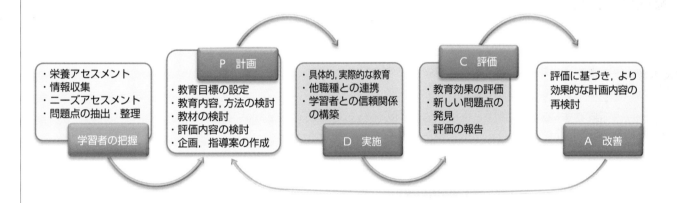

3.1 栄養教育に必要なカウンセリング基礎力　　事前課題　180

> ねらい●カウンセリングの基礎である「対象者（クライエント）の話を心と目と耳で聴く」ことを体験的に学習する．
> (1) カウンセリング基礎力を理解し，体験をとおして実践力を身につける．
> (2) 学習者（対象者）の気持ちを大切にしたかかわりについて理解し，実践力を身につける．

A. 事前学習

課題 a：カウンセリングの技術について復習しよう

技術	説明
傾聴	
受容	
支持	
共感的理解	

B. 実習とふり返り (180分)

課題 b：「聴くときの位置関係，視線および態度」について演習しよう

　管理栄養士役の聴くときの位置関係，視線および態度がクライエント（相談者）の話を促進することにつながることを体験的に学ぶ．

準備：椅子，タイマー，ノート，筆記道具

課題 b-1：聴くことが難しい位置関係，視線および態度についての体験

準備：人数分だけの椅子を準備し，ペアになって，隣のペアと距離をあけて椅子にすわる．ペアは向かいあわせにすわり，話し手と聴き手を決める．

(1) 位置関係：正面に向きあって聴いてみる
　　①お互いに，正面に向きあう．
　　②聴き手は，視線を話し手に向け，何の応答もしないで3分間話を聴く．
　　③話し手は，自分が今，少し気になることを聴き手に話す．
　　④3分間経過したら，指導教員がタイマーで時間を知らせる．
　　⑤次に役割を交代し，話し手は3分間，自分が今，少し気になることを聴き手に話す．

(2) 視線：視線をそらしながら聴いてみる
　　①聴き手は，視線を話し手の足元付近に向け，話し手に視線を向けずに，何の
　　　応答もしないで3分間聴く．
　　②話し手は，自分が今，少し気になることを聴き手に話す．
　　③3分間経過したら，指導教員がタイマーで時間を知らせる．
　　④次に役割を交代し，話し手は3分間，自分が今，少し気になることを聴き手に話す．

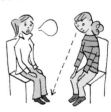

(3) 態度：ノートに記録しながら聴いてみる
　　①聴き手は，自分の朝からの行動をノートに記録しながら話し手の話を何の応
　　　答もしないで3分間聴く．
　　②話し手は，自分が今，少し気になることを聴き手に話す．
　　③3分間経過したら，指導教員がタイマーで時間を知らせる．
　　④次に役割を交代し，話し手は3分間，自分が今，少し気になることを聴き手に話す．

ふり返り
①ペア同士で10分間，下記についてふり返る．
・話し手のとき，聴き手の対応の違いで感じたことを述べる．
・聴き手のとき，話を十分に聴くことができたかについて述べる．
・人の話を聴くときの好ましい位置，視線，態度について話し合う．

課題b-2：聴くときの好ましい位置関係，視線および態度について体験をとおして学ぶ
①前回のペアで再び組む．
②話し手が，話しやすい位置を決める．
③聴き手は，話し手にやさしい視線を向け，態度に気を配りながら，集中して3分間話を聴く．
④話し手は，自分が今，少し気になることを聴き手に話す．
⑤3分間経過したら，指導教員がタイマーで時間を知らせる．
⑥次に役割を交代し，話し手は3分間，自分が今，少し気になることを話し手に話す．
ふり返り
①ペア同士で10分間，下記についてふり返る．
・話し手のときに，聴き手の対応の違いで感じたことを述べる．
・聴き手のときに，話を十分に聴くことができたか述べる．
・人の話を聴くときの好ましい位置，視線，態度について話し合う．
②輪になってクラス全体で，下記についてふり返る．
・今回の実習について，全体で感想を述べ，人の話を聴くときの好ましい位置関係，視線，態度について確認し合う．

課題c：「話し手の話を集中して聴く」ことを体験してみよう
　「うなずき」「あいづち」と「1語か2語のくり返し」の応答で，話し手の話の流れを妨げずに，熱心に聴く態度を体験をとおして学ぶ．
準備：タイマー，椅子
　1回目は話し手の話を「うなずき」だけのかかわりで聴くことを体験してみる．次に2回目は「うなずき」「あいづち」「1語か2語の単語のくり返し」などを使って，集中して聴くことを体験する．この実習をとおして，聴き手は，話を集中して聴くことの難しさを体験し，話し手の話を集中して聴くことの大切さについて理解を深める．

課題c-1：1回目　「うなずき」だけを使って話を集中して聴く体験
①2人1組になる．
②話し手と聴き手の順番を決める．
③話し手は聴き手に話しやすい位置に椅子を置いてすわる（聴き手は話し手が話しやすい状況にあることを確認する．たとえば「この位置でよろしいですか」とたずねる）
④聴き手の「今日は，どのようなお話で来られましたか」という声かけで対話を始める．
⑤話し手は「今の自分」について4分間，聴き手に話す．
⑥聴き手は話し手の話を聴くことに集中する．その際「うなずき」で応答しながら，一生懸命聴くことに専

念する（言葉では返さないで，話を聴いているという聴き手の姿勢を「うなずき」だけで話し手に伝える）．
⑦4分経過したら，指導教員がタイマーで知らせ，話の途中でも対話を終了させる．
⑧聴き手は，話し手の話の内容を簡潔に要約し，話し手に伝える．
⑨役割を交代し，同様に話し手と聴き手の役を行う．
⑩4分経過したら，指導教員がタイマーで知らせ，話の途中でも対話を終了させる．
⑪聴き手は，話し手の話の内容を要約し，話し手に伝える．

ふり返り

①ペア同士で5分間，下記についてふり返る．
・話し手のとき，聴き手に「うなずき」だけでの応答で聴いてもらった感想を聴き手に返す．
・聴き手のとき，「うなずき」だけで接していると，聴き手自身がどんな気持ちがわきあがってきたか伝える．
・聴き手の「うなずき」の効果について話しあう．

課題 c-2：2回目 「うなずき」「あいづち」「1語か2語のくり返し」などを使って集中して聴く体験

①1回目と同じペアで行う．
②話し手と聴き手の順番を決める．
③話し手は聴き手に話しやすい位置に椅子を置いてすわる（聴き手は話し手が話しやすい状況にあることを確認する．たとえば「この位置でよろしいですか」とたずねる）．
④聴き手の「今日は，どのようなお話で来られましたか」という声かけで対話を始める．
⑤話し手は今の自分について4分間，聴き手に話す．
⑥聴き手は話し手の話を聴くことに集中する．その際，「うなずき」だけでなく「あいづち」の言葉（「ええ，そうですね」，「はい」など）を返しながら話を聴く．また，キーワードとなる話し手の言葉について「1語か2語のくり返し」で応答しながら，一生懸命に聴くことに専念する．

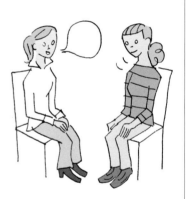

⑦4分経過したら，指導教員がタイマーで知らせ，話の途中でも対話を終了させる．
⑧聴き手は，話し手の話の内容を簡潔に要約し，話し手に伝える．
⑨役割を交代し，同様に話し手と聴き手の役を行う．
⑩4分経過したら，指導教員がタイマーで知らせ，話の途中でも対話を終了させる．
⑪聴き手は，話し手の話の内容を簡潔に要約し，話し手に伝える．

ふり返り

①ペア同士で10分間下記についてふり返る．
・話し手のとき，聴き手に1回目の「うなずき」だけの応答で聴いてもらったときとの違いについて感想を聴き手に伝える．
・聴き手のとき，「うなずき」だけの応答との違いについて，感想を話し手に伝える．
・話し手の話を聴いているとき，聴き手は話し手のどんな気持ちが伝わってきたか伝える．
・話し手は，話したかったことを，聴き手が正確に理解できていると実感できたか否か，聴き手に感想を伝える．
・聴き手は，話し手の話を集中して聴くことができたか率直に感想を話し手に伝える．

・集中して話し手の話を聴くことの大切さについて話し合う．
②輪になってクラス全体で，下記についてふり返る．
・クラス全体で1回目および2回目の実習で体験したそれぞれの役割について感想を発表し，ペア同士では気づかなかったことをクラス全体で共有する．実習の目的を理解すると，表3.1のような感想が多く出てくる．なお，クラス全員によるふり返りの時間は，30名くらいのクラスの場合は，30〜50分間くらいの時間が必要である．

表3.1 ふり返りの感想の例

話し手の感想	聴き手の感想
・熱心に聴いてもらって，安心して自由に話すことができた ・自分のことを話しながら，自分の考えを整理できた ・「あいづち」だけでも，聴いてもらっている感じがした ・話をさえぎらずに聴いてもらって気持ちがよかった ・「うなずき」だけでは，本当にわかってもらっているのか不安だった ・聴き手の視線が気になった ・聴き手からの返答がないので話が途切れてしまった ・聴き手の声の調子や態度も大切だと思った	・人の話をはじめて一生懸命聴くことができた ・話の途中で返答したくなった ・「うなずき」だけでは，物足りなかった ・「あいづち」をしながら，自分の経験とすりあわせてしまった ・こんなに真剣に話を聴いたことは，今までなかったようだ ・話をさえぎらずに聴くことがこんなに大変とは思わなかった ・人の話を聴くことは難しいことに気づいた ・もっと，聴く態度を身につけなければと思った

課題d：「話し手の気持ちを受けとめる」体験をしよう

話し手が聴き手に安心して心を開き，自分自身の気持ちや考えなどを話すことを自己開示という．話し手が，それまで人には言えなかった自分の思いや，自分自身で気づいた気持ちを管理栄養士に正直に話すきっかけをつくる一つの方法として，絵に描いて表現する方法が有効である．1回目は絵で表現する方法を実際に体験する．次に，2回目には対話文を使って，気持ちの受けとめ方を学ぶ．

課題d-1：1回目 気持ちを表現するためのウォーミングアップ

準備：画用紙（B4サイズ），クレヨン（12色は必要），筆記道具，椅子，机

①画用紙を1人に1枚ずつ配る．
②「今の私の心の状態」を画用紙に描く（使う色や描く形は自由，描くことが上手か否かは関係ないことを伝える）．
③20〜30分経過したら，全員ができたことを確認する．
④裏側に「絵のテーマ」を各自で書く．
⑤6人のグループをつくり，今描いた絵を使って自己紹介をする．
　1人あたり1分間ずつ，絵に表現した自分の気持ちをグループのほかの人たちに話す．
⑥一通り自己紹介がすんだら，お互いの絵について質問を交わす（20分間）．
⑦「絵」をとおして自分の気持ちを表現し，さらに自分の気持ちや思いをグループの人たちに伝える体験をとおして，感じたことを述べあう（15分間）．

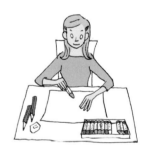

ふり返り（クラス全体でのふり返り）
①クラス全体で，各自の絵について，1人あたり1分間ずつ紹介する．この実習をとおして，自分の気持ちや思いを絵に描いて伝えると，言葉だけより伝えやすいことを実感する．お互いに絵に対する感想を述べ，気持ちの受けとめ方が一人ひとり違うことを体験し，各自の思いを温かく受けとめると，自分自身の心がどんな状態になるか味わう．

課題 d-2：2回目　学習者の気持ちを受けとめる

2人1組になって，1人が下記の文章を読み，もう1人が気持ちを伝え返す応答を行う．
終わったら役割を交代する．両方の役割が全部終わったら，各グループ（6人構成）で，10分間，お互いの記述を紹介し，感想を述べあう．

---

(1) 話し手：もう栄養指導はうんざりです．毎回何をどれだけ食べたか聞かれるんです．
　　聴き手：[　　　　　　　　　　　　　　　　　　　　　　　　　　　　　　　　　　　　　　　]
(2) 話し手：今回は，私なりに気をつけながら食事をとるようにしたんですけど，食事記録を毎回つけることができなくて・・・．
　　聴き手：[　　　　　　　　　　　　　　　　　　　　　　　　　　　　　　　　　　　　　　　]
(3) 話し手：食事療法をやっているので，昼休みは会社の同僚といっしょに食堂にいけなくて，いつも一人なんです．
　　聴き手：[　　　　　　　　　　　　　　　　　　　　　　　　　　　　　　　　　　　　　　　]
(4) 話し手：息子がもっと食べたいと言ってきかないんです．どうしたらいいでしょう．
　　聴き手：[　　　　　　　　　　　　　　　　　　　　　　　　　　　　　　　　　　　　　　　]
(5) 話し手：毎回，一生懸命離乳食を手作りしているのですけど，子どもは全然食べないんです．とっても心配です．
　　聴き手：[　　　　　　　　　　　　　　　　　　　　　　　　　　　　　　　　　　　　　　　]
(6) 話し手：ストレスがたまると，お菓子を食べる量が増えるんです．食べてしまっていつも後悔していますが，昨日もやっぱり食べてしまったんです．
　　聴き手：[　　　　　　　　　　　　　　　　　　　　　　　　　　　　　　　　　　　　　　　]
(7) 話し手：夫が高血圧で，毎日降圧剤を飲んでいるんですが，いっこうにお酒の量が減らないんです．体重も減らないし，どうにかしてください．
　　聴き手：[　　　　　　　　　　　　　　　　　　　　　　　　　　　　　　　　　　　　　　　]
(8) 話し手：子どもがいつも口の中にたくさん食事をつめこんで，なかなか飲み込もうとしないんです．どうしたらいいんでしょう．
　　聴き手：[　　　　　　　　　　　　　　　　　　　　　　　　　　　　　　　　　　　　　　　]
(9) 話し手：妻が，毎晩お酒を飲むようになり，職場で何かあったんではないかと心配なんですが．
　　聴き手：[　　　　　　　　　　　　　　　　　　　　　　　　　　　　　　　　　　　　　　　]
(10) 話し手：このところ，体重が増えてしまって・・・・，そんなに食べていないのに・・・，しばらく体重計に乗らなかったら，5kgも増えてしまって・・・・．
　　聴き手：[　　　　　　　　　　　　　　　　　　　　　　　　　　　　　　　　　　　　　　　]

課題 e：「事例をとおして，気持ちを大切にしたかかわりについて理解を深める」体験をしてみよう

管理栄養士がクライエントの話を心と目と耳で聴くことができるようになるのには，自らがクライエントとして，自分の気になることや悩みをカウンセラーに相談する体験が重要である．ここでは事例をとおして，クライエント（CL）の気持ちを大切にしたカウンセラー（CO）の応答を習得する．

下記の逐語記録を，CO役，CL役になって，グループのなかで読む．

CO1　：こんにちは，はじめまして，私はカウンセラーの松下です（クライエントの表情や態度に気を配りながら）．
CL1　：こんにちは，お世話になります．田中です．
CO2　：よろしくお願いします．
　　　今日は，少し寒くなりましたが，お部屋の温度は，低くないでしょうか．
CL2　：大丈夫です．
CO3　：どうぞ，こちらの椅子にお座りください．
CL3　：はい．
CO4　：ご存知かと思いますが，今日，ここでお話なさることは，決して，よそに漏れることはございませんので，どうか安心してお話くださいませ．
CL4　：ええ，少し，気になることがあります．同僚から「相談してみたら」と言われ，おもいきって来ました．

CO5 ：少し，気になる．その点について，もう少し詳しくお話していただけませんか．
CL5 ：ええ，じつは，上司にどうも無視されているような気がします．私には，仕事を回してくれないんです．なんだか，特別扱いされているようで．
CO6 ：上司に無視されているような気がする．そして，特別扱いをされている感じですか．
CL6 ：そうです．今の上司は，この4月によその支店から異動で来られた方です．最初は，親切な上司だなと思っていたんですが・・・・．
CO7 ：最初は，親切な上司だなと感じていらっしゃったんですね．
CL7 ：ええ，上司の方から，毎朝，声をかけてくれていたんですよね・・・．
CO8 ：上司の態度が変わったと感じられたのはいつごろからか覚えていますか．
CL8 ：そうですね・・・，そういえば，来られて2か月くらいして，急に態度が変わられましたね．
CO9 ：2か月というと，6月ころからですか．そのころ，職場で何か気になるようなことがありませんでしたか．
CL9 ：そういえば，6月になった時点で，会社の方から，早期退職の話がありましたね．
CO10：早期退職？
CL10：ええ，会社経営を考えて，早期退職者をつのりたいと言われ・・・．上司から，「君は家族がいないことだし，少し考えてくれないか」と冗談みたいに言われて・・・・，「やめる気がない」と即答したんですが・・・・．
CO11：軽く冗談みたいに，早期退職を勧められたけれど，即，お断りになったんですね．その時の，田中さんの気持ちを，よろしかったら教えていただけませんか．
CL11：不愉快でしたね・・・・．
CO12：不愉快だったんですね．
CL12：ええ・・・，とっても不愉快でした．笑いながら，冗談っぽく言われたんですが．
CO13：大切なことを，冗談っぽく言われ，とても不愉快に感じられたんですね．
CL13：家族がいない・・・自分が独身だったから，早期退職の対象者として考えられたかと思うと，急に上司を信じられなくなって・・・・，私なりにがんばってきたのに・・・．
CO14：お仕事をがんばってこられたのに，独身ということで，早期退職を勧められ，納得できず，不愉快だったのですね．そして，上司の方を信じられなくなったんですね．
CL14：そうですね．あれから，信じられなくなりましたね．自分の仕事ぶりを，きちんと評価してもらっていない感じがして，しばらく顔を合わせるのが嫌になりました．
CO15：顔を合わせるのも，嫌になってしまわれたんですね．悔しかったんですね．
CL15：悔しいです．ええー，とっても，悔しかった自分だったんですね・・・・．今まで，自分の気持ちが，硬くなっていたようです．
CO16：とっても悔しかった自分だったんですね．そして，その悔しさから気持ちが硬くなって・・・．
CL16：うーん，そうですね．気持ちが硬くなって，自分の方から上司を避けてきたようです．
CO17：気持ちが硬くなって，自分の方から上司を避けていた自分に気づかれたんですね．
CL17：そうですね・・・・・．心がすっきりした感じがします・・・・・．

ふり返り：上記のカウンセリングに対する観察者のふり返り例

　カウンセラーが，クライエントの気持ちを大切に対話を進めた結果，クライエントの心の奥にしまわれていた「不愉快」という気持ちがわきあがってきたと思います．そして，クライエントの心に焦点を当てながらかかわっていったことにより，クライエントが気づいていなかった「悔しい」という気持ちが明確になりました．このカウンセリングではカウンセラーが気持ちを大切に受けとめることを重視しながらかかわったことが，クライエント自身の気持ちの気づきにつながったと思います．

　クライエントの気持ちにていねいによりそって話を聴くことが，カウンセリングが進展していくことにつながることを学ぶことができました．

3.2 集団討議法

> ねらい●集団討議法について実際に経験することにより学習する．
> (1) さまざまな討議法の特徴を理解し，学習者，討議内容に見合った適切な討議法の選択，効果的な討議ができる能力を身につける．
> (2) 討議を体験することで討議しやすい，討議がはずむ環境づくりについて考える．

A. 事前学習 (20分)

課題a：それぞれの討議法の方法，特徴についてグループワークで話し合おう

1グループ6人程度で実習グループを作り，まとめよう．

(1) 6-6式討議法，バズセッションについて

(2) ブレインストーミングについて

(3) パネルディスカッションについて

(4) ワークショップについて

B. 実習 (140分)

課題b：それぞれの討議法を体験する，実施計画をたてよう

課題b-1：バズセッション（6-6式討議法）を体験しよう (40分)

テーマ：(仮) 食育の重要性について

準備：タイマー，記録用紙，記録ボード（ホワイトボード，黒板など）

①全体司会者（実習担当の教員が望ましい），全体記録者を決定し，それ以外の人を1グループ6人（またはそれに近い人数）に分ける．

②グループ内で司会者，記録者を決定する．
③グループ内で1人1分ずつテーマについて自分の意見を述べる（時間厳守）．各グループの司会者は進行がスムーズに行くように進行し，記録者はそれぞれの意見について記録していく．全体の司会者は各グループの進行がうまくいっているか注意する．全体記録者は時間を確認しながら1分ごとに全体に知らせる．
④グループ内で出た意見を5分でグループの司会者が中心となってまとめる（グループとしての意見をまとめる）．全体記録者は時間を計り全体に知らせる．
⑤各グループの司会者が順に意見を発表する．全体記録者は意見を板書する．
⑥⑤の意見を踏まえて，さらに同テーマについて各自が意見を述べる（方法は③と同じ）．
⑦グループ内で出た意見を5分でグループの司会者が中心となってまとめる．全体記録者は時間を計り全体に知らせる．
⑧各グループの司会者が順に意見を発表する．全体記録者は意見を板書する．
⑨全体司会者は⑧で板書された意見をまとめる．
⑩バズセッションを行って，気付いた点，感想などを個人でふり返る．

```
気付いた点
(1)
(2)


感想


```

課題 b-2：ブレインストーミングを体験しよう（50分）

テーマ：子どもたち（保育所・幼稚園児）の1日の野菜摂取量を50g増やす取り組みについて考えよう

準備：タイマー，記録用紙（付箋），貼付けボード（模造紙，ホワイトボードなど）

①各グループ6人前後になるようにグループ分けを行う．グループ内で司会者を1人決める．
②一定時間内（5～10分）にテーマについて各自が思いついたアイデアなどを記録紙（付箋）に書く．時間終了後，順番に付箋に書かれた自分のアイデアを貼付けボードに貼り，グループ内で発表する．
③アイデアを分類，整理し，同じような，共通点のあるアイデアをグループ化する（図3.1）．
④③で作成したものを使用し，グループごとに全体にて発表する．
⑤各グループから出されたアイデアをさらに整理し，全体でまとめを行う（実習担当の教員が担当するのが望ましい）．
⑥実習を行った際に気付いた点，感想などを個人でふり返る．

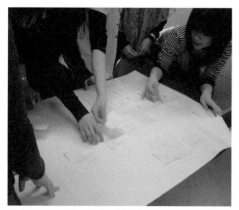

図 3.1 アイデアを貼り付ける

実施する際のポイント：他人のアイデアは批判しないように．また，各発表から連想されたアイデアも追加で提案しよう．そのアイデアを記録用紙に記入し，貼り付けることも忘れずに．

気付いた点
(1)
(2)

感想

課題 b-3：パネルディスカッションを体験しよう（50分）

テーマ：（仮）うれしい，楽しい食卓づくりをめざして

準備：タイマー

①各グループ6人前後になるようにグループ分けを行う．

②グループ内でテーマを決定し，役割を決める（司会者，パネラー（学生役，管理栄養士役，教員役，保護者役，保健師役など），ワークシート 3.1）．

③司会者が中心となり打ち合わせを行う（シナリオ作成）．

④代表グループがパネルディスカッションを行う（目安時間：20分）．他の学生は聴衆役としてパネルディスカッションに参加する．

⑤司会者は聴衆役との質疑応答も行う．

⑥時間に余裕があればいくつかのグループが代表となり，パネルディスカッションを行う．

⑦パネルディスカッションを行って，気付いた点，感想などを個人でふり返る．

テーマ例

・好き嫌いの激しい学生に対する栄養教育
・子どもたちに対するこれからの食教育について
・食の安全性，今，私たちにできること
・地産地消，その役割と重要性について

気付いた点
(1)
(2)

感想

ワークシート 3.1　パネルディスカッション

氏名　　　　　　　　　　　　

テーマ

役割，キャラクター設定
司会者（　　　　　　　　　　　　　　　　　　　　　　　　　　　）
パネラー1（　　　　　　　　　　　　　　　　　　　　　　　　　　）
パネラー2（　　　　　　　　　　　　　　　　　　　　　　　　　　）
パネラー3（　　　　　　　　　　　　　　　　　　　　　　　　　　）
パネラー4（　　　　　　　　　　　　　　　　　　　　　　　　　　）
パネラー5（　　　　　　　　　　　　　　　　　　　　　　　　　　）
パネラー6（　　　　　　　　　　　　　　　　　　　　　　　　　　）

パネルディスカッションの流れ
導入

展開

まとめ

用意するもの

注意事項

C. ふり返り (20分)

課題 c：それぞれの実習に基づいて各討議法についてふり返ろう

　それぞれのふり返りをもとに各討議がはずむ環境づくり，実施する際に注意すべき点などをグループワークで話し合いまとめる．

(1) 6-6式討議法，バズセッションについて

(2) ブレインストーミングについて

(3) パネルディスカッションについて

D. 発展

課題 d-1：ワークショップの計画をたてる

テーマ：子どもたちの朝食欠食率を減らす取り組みについて

①各グループ6人前後になるようにグループ分けを行う．

②テーマに沿った分科会プログラムをグループごとに計画する．その際にどのような方法で行うか（実習形式，討論式，講義形式など）はあらかじめ設定しておいてもよい．

③各グループが立てた分科会プログラムを全体で発表し，検討を行う．

課題 d-2：課題 b-2 のブレインストーミングを活用して栄養教育計画を立てよう

立てた計画を，プリシード・プロシードモデル（図3.2）にあてはめ，食育のテーマを作成しよう．

準備：記録用紙（付箋），貼付けボード（模造紙，ホワイトボードなど）

(1) プリシードモデルを知ろう

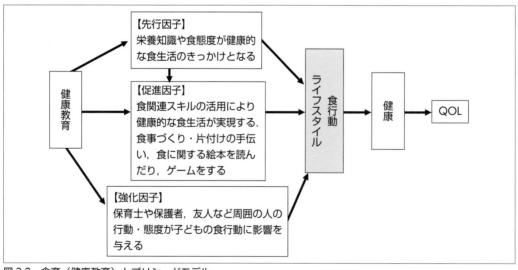

図3.2 食育（健康教育）とプリシードモデル

(2) テーマ「子どもたち（保育所・幼稚園児）の野菜摂取量を50g増やすための取り組み」について，ブレインストーミングをしよう．

なぜ子どもの野菜摂取量が少ないのか．課題（問題点）を思いつく限りあげてみよう．

(3) (2) であげた課題の共通点別にグループでまとめよう．

(4) (3) でまとめた課題を「子ども自身の課題」「親の課題」「社会の課題」に分けてみよう．

子ども自身の課題	親の課題	社会の課題

(5) (4) の結果を優先順位，実現可能性を考えて並びかえてみよう（一番に解決できたらいいこと，食育のテーマとして使えそうなこと）．

子ども自身の課題	親の課題	社会の課題

(6) 一番に解決したい課題をとりあげてみよう．そして，とりあげた問題行動に影響を与える要因を思いつく限りあげてみよう．

(7) 思いついた要因をプリシードモデルにあてはめてみよう（ワークシート3.2）．

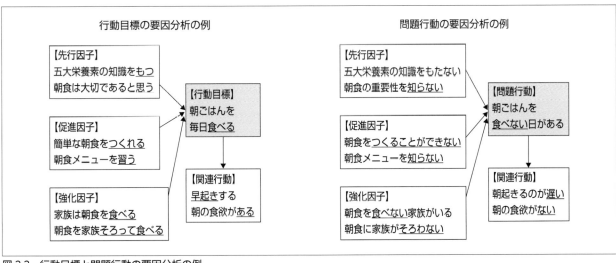

図3.3 行動目標と問題行動の要因分析の例

(8) 問題行動の要因分析をもとに，行動目標を設定してみよう（ワークシート 3.2 グレーの部分）．

(9) 栄養教育（食育）のテーマを決めよう．

```
テーマ
理由
```

(10) テーマに沿って，食育の目標（ねらい）を考えてみよう．

可能であれば数値目標も考えてみよう．たとえば，1 週間後，朝食を毎日食べてくる園児を 100 % とするなど，どのくらい改善するか，改善に要する時間なども考えよう．

食育の目標（ねらい）（例：園児だけでなく，家庭の変化にも着目する．）

(11) 目標が達成されたかどうかを評価するための方法（調査など）を考えてみよう．

例）食育実施後の 1 週間，朝食摂取の有無について聞き取り調査を行う．
　　家庭での食事づくりや片付けの手伝いをする頻度，食事の前の手洗い頻度，排便頻度について調査する．

ワークシート3.2 プリシードモデルを利用した栄養教育指導案

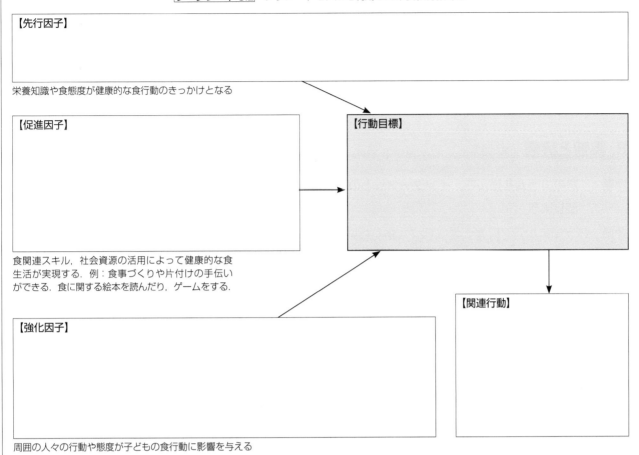

【先行因子】

栄養知識や食態度が健康的な食行動のきっかけとなる

【促進因子】

【行動目標】

食関連スキル,社会資源の活用によって健康的な食生活が実現する.例:食事づくりや片付けの手伝いができる.食に関する絵本を読んだり,ゲームをする.

【強化因子】

【関連行動】

周囲の人々の行動や態度が子どもの食行動に影響を与える

3.3 インターネットの栄養教育への活用 30 60

ねらい●インターネットを栄養教育で活用するに当たって,その利点と欠点を十分に理解するとともに,インターネットを正しく使えるよう情報倫理についても理解を深める.

A. 事前学習 (30分)

課題a:インターネットを栄養教育へ活用する場面を栄養アセスメント時,計画時,実施時,評価時,改善時のそれぞれで考えてみよう

栄養アセスメント時	計画時	実施時	評価時	改善時

課題 b. インターネットを栄養教育へ活用する利点および欠点を考えよう

利点	
欠点	

B. 実習と評価 （60分）

課題 c. 次のコラムを読んで，インターネットの検索機能を使って栄養教育に使える情報を集め，検討し評価しよう

準備：パーソナルコンピュータ（インターネットに接続できる環境）
①グループまたはクラスで検索するテーマを決める．
②（グループまたは個人で）パーソナルコンピュータを用い，インターネットの検索機能を活用して，テーマに関するキーワードを2つ入力後，その検索結果を評価する（ワークシート3.3）．
③次にキーワードを増やしていき，検索結果がどのように変化するか評価する．
④個人またはグループでの検索結果をグループまたはクラスで発表し合い，インターネットを用いて検索を行うメリットとデメリットについての理解を深めよう．

　インターネットは急速に普及し，現代では必要不可欠なツールである．その技術は人が日々その時々の活動を行ない，あるいはそれを支えるための情報を，選択肢として提供している．

　活用方法には，システムやアプリケーションソフトを使って画面を見ながら学ぶ，情報を発信する，インタラクティブなコミュニケーション技術を利用し画面を通じた議論や写真や音声交換をする，トピックや興味の高い事柄を調べる，視聴覚関連の作品・媒体（教材）を作る，情報を発信するなどいろいろである．それらの中で多用されているのは「調べる」，いわゆる検索機能であろう．GoogleやYahooなどのさまざまな検索エンジンを通して，受け手は関連するキーワードを軸に，必要な情報を得る．

　もちろん，検索機能の背後には巨大なネットワークおよび何百万のコンテンツが存在する．ただし，実際にはそれらの情報の扱いに対して慎重にならざるを得ない．というのは，公開された知の情報にはむらがあり，中には信頼性の低い情報も含まれているからである．

　この意味から，情報を検索する場合も，また立場を変えてこちらが情報発信源となる場合も，ネットワーク活用時には下記の点を留意する必要がある．

【信頼性を保障する留意ポイント】
①出典，引用元，改編などの掲載が明確に表示されている，あるいは得られた情報には表示している．
　この際，インターネットコンテンツで得られた内容はページ著者の内容を正確に伝える工夫が必要となる．
　　※情報収集元がホームページの際の出典の記載例：
　　　　「○○ホームページ　URL：http://www ○○○○○より」
②リンクを張られているリンク先が確実なコンテンツを持ち，リンク状況の完成度が高いこと
③更新日付や更新履歴が明確である情報
④情報にも自他の権利があるといった著作権，肖像権など情報社会の倫理，法の理解と遵守がなされている（他人が作ったものを大切にする心，自分の情報や他人の情報を大切にする心）
　写真，動画，音声に対しても「Free」の記載提示以外は上記と同じ扱いが求められている．
⑤情報の発信者・受信者ともに，インターネット上の危険性に対し安全性を確保する努力，知恵，行動が必要
　※パスワード設定頻度や個人情報の漏えい防止に留意する．また情報セキュリティに常に厳正に対応する．
⑥インターネット上は公共の場である意識

以上ポイントの一部はデジタルリテラシーとも呼ばれる概念である．
　上記に留意する慎重な意識を持って対応することで，私たちはインターネットをより安全に，より楽しく面白く，より豊かに，そしてより公平に，私たちの生活により良いものとして活用することができる．

■インターネットの栄養教育への活用と事例の紹介 1
検索機能：知りたい情報を下記の順に検索してみよう！
　入力するキーワードによって，検索結果にどのような違いがみられるであろうか．興味高い事柄の情報を得るために，その情報に関連するキーワードを数個，検索ウィンドウへ入力してどのような情報が得られるか試してみよう．

　　検索 A．キーワード列（半角ずつ空けて並列する）の入力：「〇〇 △△ □□」
　　検索 B．検索 A のキーワード列の文頭に「文献」を入力：「文献 〇〇 △△ □□」
　　検索 C．検索 A のキーワード列に「文献 最新」を入力：「文献　最新 〇〇 △△ □□」

事例：求める情報「睡眠は脳の Clear UP のはたらきがあるらしい」
　　検索 A．キーワード列：睡眠 脳細胞 変化
　　検索 B．キーワード列：文献 睡眠 脳細胞 変化
　　検索 C．キーワード列：文献 最新 睡眠 脳細胞 変化

ワークシート 3.3　インターネットの検索機能による情報の評価

タイトル	キーワード 2 つ	キーワード 3 つ以上	キーワード 5 つ以上
検索したサイト			
入力したキーワード			
ヒットした文献数			

ヒットしたウェブで最初の10件の大まかな内容			
ヒットしたウェブで最初の50件で科学的に正しいと思われる文献の数（その具体的な内容をまとめて箇条書きにする）			
検討：自分が一番信頼できると思った情報（情報源，タイトルなど詳しく書く）			
評価：検索を通じて感じたこと			

課題 d．次のコラムを読み実際のインターネットを活用した栄養教育の事例を調べよう（ワークシート 3.4）

■インターネットの栄養教育への活用と事例の紹介 2
携帯電話の e メールを用いたグループメール（メーリングリスト）の作成と活用
①メーリングリストを活用する利点
・1 回ごとのメールアドレスの入力ミスの心配がない．
・人数が多くなると並べた宛先だけでメールのサイズが大きくなってしまうが，メーリングリストなら宛先は 1 つで済む．
・手動で並べる場合，メンバーの追加・削除などへの対応が面倒だが，メーリングリストなら簡単である．
②作成手順
・プロバイダへ申込み時にメーリングリストの代表者（開設者）が設定する．
・メーリングリストの代表者から，メーリングリストの特定の方のアドレスへメールを送る．メンバーからのメーリングリストに連ねる承認のメールを受け取る．
・メールをメンバーへ配送する．
③特徴
・情報は登録された人すべてが共有でき履歴もわかる．
・逐次の情報を受け取ることができる．
・無料で作成したメーリングリストには文頭や文尾に広告，あるいはプロバイダ紹介が入ることがある．
事例 1．連絡帳の作成

特別支援学校に通学する児童には放課後に事業所による放課後支援を受ける児童がいることが多い．その場合，当日，本人が喜んだことや初めてできたこと，子どもの持つ力への気づきやパニックを起こした時にうまくいったことや困った問題行動などを，即時に支援をしている事業者から家庭に情報共有，あるいは家庭から伝えたいことなどの情報共有ができると，家庭においても，わが子が受けているさまざまな支援の統一に沿った指導対応ができる．

　特に，その情報をわざわざ相手を電話口まで呼びつけることなく即時に確認することができるメールの一機能であるメーリングリストを用い「連絡帳」的要素を負わせることができれば，特定メンバーの間で情報，話題を交換できる．共通の話題についてグループ内のメンバーとコミュニケーションを図ったり，ディスカッションを行うことができる．

事例 2．食物アレルギーを持つ児童・生徒に対する学校のアレルギー対応の一策～保護者の連絡対応（福岡市の場合）
　学校に勤める学校栄養職員，あるいは栄養教諭から保護者に向けて学校給食の当日の使用食材について，アレルゲンとの関係を正確に情報提供をする目的で，eメールを用い連絡する．保護者からは当日，当該児童の体調不良などの点で学校給食に不安をもつ場合には栄養教諭へ連絡できる．

事例 3．栄養指導で Line を使う
　栄養指導の対象が若者や学生の場合，ほとんど彼らの携帯は Line に入っていることが多いことを利用し，指導の事前に確認したうえで，指導の折，前に 2 つのスクリーンを立て，1 つは指導で使用する内容を出し，もう 1 つは Line を常時表示しておき会場の質問を逐次スクリーンで受け，即時に回答された内容を共有する．

ワークシート 3.4　インターネットを活用した栄養教育の事例検討

タイトル	内容
インターネットを活用することで得られるメリット	
この栄養教育の素晴らしいところ	
この栄養教育の欠点だと思われるところ	
その他	

課題 e．次の事例についてグループで話し合おう．この事例から学べることは何だろうか

ある米の産地で「見直そう！和食．あたらしい，おいしい，たのしいお米料理！」というイベントが開かれることになった．そして，そのイベントの一つに「お米を使った料理レシピコンテスト」が開催されることになった．そこで，ネクスト大学栄養学科の有志学生がレシピの開発をしてこのコンテストに応募しようということになった．

A子さんは，早速，料理本を購入しインターネットのレシピサイトをいくつか見て，よさそうなレシピをリストアップした．そして，その中で特に気に入ったものを3つに絞り，実際に作ってみたところ，「ライスコロッケ」がA子さんの1番好みの味であった．そこで，そのレシピを基に，ライスコロッケの中に入れる野菜の種類を替え，全体の野菜の量を増やした．また，ライスコロッケはトマト味でソースをかけて食べるレシピであったが，スパイシーなカレー味に代えて「カレーパン風」にしようと思いつき，試作を重ねて「ひと皿で野菜もオッケー？！カレーパン風ライスコロッケ」を完成させた．コメントも自分で考え作った料理の写真を添えて，応募した．

B美さんは，帰宅後A子さんと同様にレシピサイトをいくつか見て，良さそうなレシピを数点見つけた．そして，それらのレシピの評価を熟読し，一番良い評価が得られている「パエリヤ」を選んで，その材料や作り方を応募用紙にコピー，ペーストをして書類を作成した．また，写真はそのサイトに載せられているものをそのままコピー，ペーストをした．コメントもレシピを作って投稿している人のものをそのまま書き込んだが，タイトルだけは「簡単！フライパン一つで作れる野菜たっぷり美肌パエリア」と変えて応募した．

その後，A子さんとB美さんのレシピがコンテストの最終審査に残っているという連絡が来て，コンテスト主催者から取材を受けることになり，ネクスト大学栄養学科の学生も教職員も喜んでいた．しかし，取材後に市のコンテスト担当者からB美さんと大学に連絡があり，「B美さんのレシピは盗作ではないか．」との指摘を受けた…．

コラム1　健康情報の信頼性

(1)ネットワークに匿名性はほとんどない：インターネットにつながっているPCにはすべて「IPアドレス」という識別番号が割り振られている．この番号は原則として世界中のネットワーク上で重複はなく，このIPアドレスを使って「いつどのPCからどこにアクセスしたか」を把握することができる．Web上の掲示板などには匿名で書き込みできるものが多いが，実はIPアドレスを使うことで，どのPCから書き込んだかが掲示板の管理者にはわかるのである．つまり，ネットワーク上に匿名性はほとんどないことを認識したうえで利用しよう．また，フィッシングサイト（アカウントやパスワードを抜き取る悪意をもったサイト）やウイルスに感染させる意図をもったサイトが多くあるので，「あやしい」と思ったら，マウスを止め，速やかにブラウザを閉じよう．

(2)著作権侵害について：インターネットを利用するうえで，現実の社会と同様に関連する法律や規則を遵守する義務が生じる．ネットワークで得た情報を利用して媒体や資料を作成する際には，著作権侵害など，関連法規について考慮する必要がある．財団法人インターネット協会「インターネットを利用する方のためのルール＆マナー集」では『文章や写真，音楽，ソフトウェアなどの著作物に関する権利は，著作権者だけがもっている．私たちがこれを複製，転載，改変する場合は，著作権者の許諾を得なければならない．たとえば，他人のホームページなどから文章，写真や画像などを，無断で転載することは著作権の侵害にあたる．なお，自分の意見との比較や，自分の意見を補う目的で他人の著作物を利用する「引用」は，法律で認められた行為であり，著作権者に許諾を求めなくても問題はないが，引用はあくまでもその目的および分量において正当と認められる範囲内に限られ，さらに引用したのがどの部分かはっきりと分かるようにカギカッコで括るなどの区別をしたうえで，出典，タイトル，著作権の所在などを明示しなくてはならない』としている．

(3)情報の取捨選択：管理栄養士・栄養士が，栄養教育を行ううえで正確な情報を発信するためには，科学的根拠に基づく栄養（evidence based nutrition：EBN）として，根拠（エビデンス）の水準が高い情報を入手する必要がある．栄養教育に必要な基礎的資料の種類および特徴については「栄養科学シリーズNEXT 栄養教育論第3版」（5章）に詳しく記載されているので参照されたい．本節では，インターネットをはじめ，さまざまなメディアで情報収集する際に情報の信頼性を評価する方法を演習する．

(4)情報の信頼性を評価する方法：図の手順に従って，情報の信頼性を検討する．ステップ1～3をクリアしない情報は，「興味深い情報」程度であると判断する．対してステップ1～3をクリアし，ステップ4・5をクリアした情報は，信頼性が非常に高いと評価する．

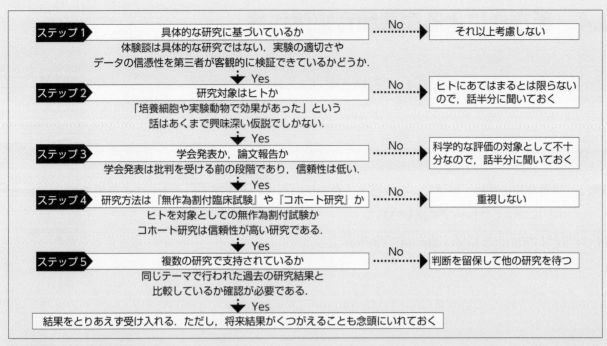

図 健康情報の信頼性を評価するためのフローチャート
[坪野吉孝，健康・栄養食品アドバイザリースタッフ・テキストブック第6版，p.328，第一出版（2008）]

次の記事の信頼性を図に従って評価してみよう．
＜1日1本のビールで大腸がん抑止＞
　適量のビールを毎日飲んでいると，大腸がんの発症が抑えられる可能性のあることが，○○ビールと△△センターのラットを使った共同研究でわかった．この「適量」を人間に当てはめると，大瓶1本（633 mL）程度になる．27日，□□学会で発表する．ビールの成分に効果があると考えられるが，その仕組みは未解明で，今後の研究課題という．
　研究グループは，ラット40匹に大腸がんを起こす物質を注射し，ビール（アルコール濃度5%），ビールと同じ濃度のアルコール，水だけを飲ませる3グループに分け，1か月後と10か月後の大腸の様子を調べた．各グループとも飲んだ量はラット1匹あたり1日平均12 mLだった．成人（体重60 kg）ならビール大瓶1本に相当する量になる．
　1か月後の検査では，がんになりやすさを示す指標が，ビールだけを飲んだグループは水だけを飲んだグループに比べ約30%少なかった．また病状が進行した10か月後では，ビールだけのグループの指標は水だけのグループのほぼ半分だった．一方，アルコールだけと水だけのグループの間に大きな差は出なかった．　［毎日新聞2002年3月27日記事より改変］

評価：（　）内に○か×を書きいれてみよう．それをもとに今後，どのような点について関連情報を収集すればよいか考えよう．

ステップ1：具体的な研究に基づいているか・・・（　　）
ステップ2：研究対象はヒトか・・・（　　）
ステップ3：論文報告か・・・（　　）
ステップ4：研究方法は無作為割付臨床試験やコホート研究か・・・（　　）
ステップ5：複数の研究で支持されているか・・・（　　）

3.3　インターネットの栄養教育への活用

3.4 手描きによる栄養教育媒体作成

> ねらい●栄養教育は学習者が教育（指導）の意義を理解して，行動変容を起こす意欲を出すことが重要である．そこで，学習者の意識，態度や行動変容が起きるような効果的な教材や媒体を手描きの効果を考え作成する．

A. 事前課題 (20分)

課題a：栄養教育の教材・媒体で，コンピュータを用いたものと手描きによるものの効果の違い（利点と欠点）についてグループで話し合おう

(1) コンピュータ作成による教材・媒体の利点と欠点

(2) 手描きによる教材・媒体の利点と欠点

B. 実習 (120分)

課題b：学生食堂に貼る栄養教育啓発用ポスター（模造紙1/2サイズ）を手描き作成するための指導案（ワークシート3.5）と評価計画を作成しよう

準備：指導案を立てるのに必要な資料．2人1組になって指導案とポスター下絵を完成させる．

課題c：実際にポスターを作成しよう

準備：鉛筆，マジック，色鉛筆，クレヨン，ポスターカラー（筆，パレットなど），色画用紙，ものさし，はさみ，のり，モール，毛糸，紙粘土，段ボール，フェルト，新聞紙など，ポスター作製に必要なもの．2人1組になってポスターを完成させる．

C. 評価 (30分)

課題d-1：作成したポスターをクラスで発表しあい，媒体としての印象や栄養教育のねらいが伝えられる媒体かどうか評価しよう

課題d-2：作成したポスターを学生食堂に貼ろう．そして，栄養教育のねらいが伝えられる媒体かどうか，評価計画も立て，評価を実施して，考察しよう．さらに，作成した指導案を，評価を基に改善してみよう．

ワークシート 3.5　栄養教育ポスターの作成のための指導案

実習グループ _____
番号 _____　_____
氏名 _____　_____

1. 主題　　「　　　　　　　　　　　　　　　　　　　　　　　　　　」

2. 対象者

3. ねらい
   _____
   _____
   _____
   _____
   _____
   _____
   _____
   _____

4. 参考文献

ポスター下絵

3.4　手描きによる栄養教育媒体作成

D. 発展

課題 e：特定保健指導などの個人指導の場合に，動機付けとなるような手作り教材・媒体（パンフレット，リーフレット，カード，新聞，お便り，ポスターなど）をいくつか考案し，1つを作成しよう

臨地・校外実習でも役立つことを目標とする（図3.4）．

個人指導用媒体案

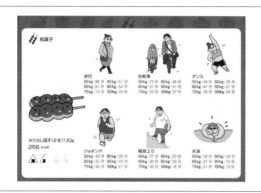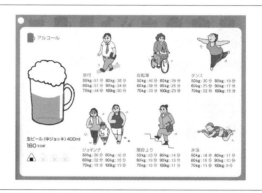

図 3.4　個人指導向け栄養指導媒体例
［徳永佐枝子ほか，メタボ対策・特定保健指導のためのこれだけ食べたらこれだけ運動カード嗜好品編，講談社（2009）］

3.5　コンピュータを活用した栄養教育媒体作成

> ねらい●栄養教育は学習者が教育（指導）の意義を理解して，行動変容を起こす意欲を出すことが重要である．そこで，学習者の意識，態度や行動の変容が起きるような効果的な教材や媒体を作成し，適切に用いる．

A. 事前課題（30分）

課題 a：栄養教育の教材・媒体について次の点をグループワークで話し合おう

（1）教材・媒体を用いた栄養教育の利点

（2）教材・媒体にはどのようなものがあり，一般的にどのような時に使用すれば効果的であるか

B. 実習 (150分)

課題 b：Microsoft Word を使って図 3.5 の媒体を作成してみよう（図 3.6 参照）(30分)

準備：コンピュータ，プリンター

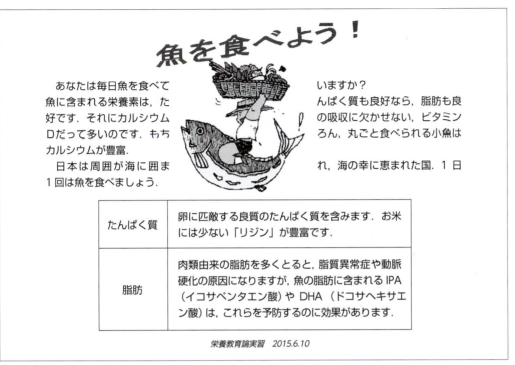

図 3.5　卓上メモ完成図

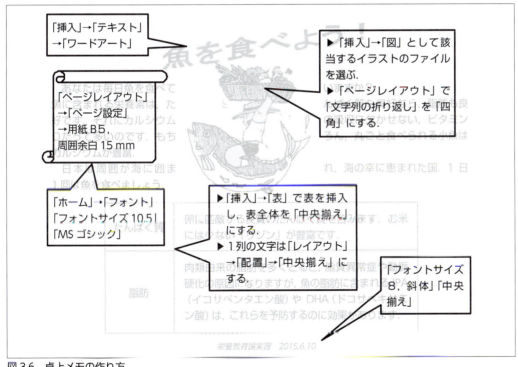

図 3.6　卓上メモの作り方

課題 c：卓上メモの効果的な活用を考え，指導案（ワークシート 3.6）を作成し卓上メモを作ろう（120分）

ワークシート3.6 卓上メモの指導案

```
                                            学籍番号_____
                                            氏名_____

 1. 対象_____
 2. 主題    「                                              」
 3. ねらい
   _____
   _____
   _____
   _____
   _____
   _____
   _____
   _____

 4. レイアウト図

   ┌─────────────────────────────────┐
   │                                 │
   │                                 │
   │                                 │
   │                                 │
   │                                 │
   └─────────────────────────────────┘

 5. 参考文献
```

C. 評価

課題d：作成した卓上メモを本書に貼っておこう

指導案との違い（媒体としての印象）や栄養教育のねらいが伝えられる媒体かどうか自己評価しよう．また，グループやクラスで媒体を発表しあい評価しよう．

D. 発展

課題e：作成した卓上メモを学生食堂に掲示して実際の効果を見てみよう

学生食堂に卓上メモをある期間掲示してミニアンケートをとるなど，評価の方法についても考えてみよう．

3.6 コンピュータを活用したプレゼンテーション

> ねらい●管理栄養士・栄養士の基本的な技能としてプレゼンテーション能力が求められている．どのような資料を用いてどのように話せば理解されやすいのかを演習を通して学ぶ．また，コンピュータやプレゼンテーションソフトの活用についても学ぶ．

A. 事前準備 (30分)

課題 a-1：次のコラムを読んでプレゼンテーションについての理解を深めよう

（1） プレゼンテーションとは：自分のもつ知識や考え方を，相手（聞き手）に正確に効果的に伝えるためのコミュニケーションの方法や機会を指す．「情報を発信する」手段の1つであり，聞き手を説得するコミュニケーション能力の1つである．

プレゼンテーションのシナリオ作り

目的や目標の設定	・聞き手に何を伝えたいのかを決める ・聞き手に伝える目的や目標を明確にする ・聞き手の知識レベル，性別や年齢層などの情報収集と分析
ストーリーの骨組み	・設定した目的や目標をもとにストーリーを組み立てる ・序論—本論—結論の3段階または導入—情報提示—適用—評価（起承転結）の4段階で組み立てる
肉付け	・ストーリーに基づいて話す内容を具体化する ・話の範囲，簡潔性，正確性や表現方法の適切さなどの検討 ・専門用語や略語などの使い方の確認 ・強調する点や重要なポイントの洗い出し ・聞き手の立場に立ったプレゼンテーションができているか確認 ・話し手からの一方向ではなく，聞き手も参加する双方向なやりとりができるよう工夫

（2） プレゼンテーションの技術：プレゼンテーションの装置には，黒板やホワイトボード，オーバーヘッドプロジェクタ（OHP），プロジェクタとコンピュータなどがある．その時々で適切な装置を選んで使用する．次に，コンピュータで発表用資料を作成する場合，プレゼンテーションソフトウエアを用いることが多い．これは，スライドと呼ばれる発表用資料作成やプレゼンテーションに用いるアプリケーションソフトウエアの総称である．最も使われているソフトはMicrosoft社のPowerPointであるが，他にもApple社のKeynoteやジャストシステム社のAgreeなどがあり，これらはPowerPoint形式のファイルを読み書きする機能を備えている．最近ではOpenOfficeやGoogleドキュメントなどの無料で使える統合ソフトも出てきている．また，プレゼンテーションにおける話し方のウエイトは大きい．聞き手中心の話し方ができているか，つまり，伝えたいことが聞き手に100％伝わる話し方が重要である．

話し方の基礎と注意点

声の大きさ	・聞き手全員が聞こえる大きさ ・特に語尾が小さくならないよう注意
声の強弱・高低	・棒読みは避ける ・適度に抑揚をつけ，特に主張したい箇所を強調する
話すスピード	・速すぎず遅すぎず ・スライド1枚1分を目安に ・与えられた持ち時間を守る
話の間	・話の区切りや考えさせる箇所（間）を作る

課題 a-2：スライドを作成しよう

準備：コンピュータ（プレゼンテーションソフト：Microsoft PowerPointが入っていること）

　Microsoft PowerPointを用いてスライド（図3.7）作成する．

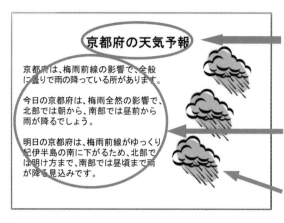

図 3.7　スライド完成図

① PowerPoint の起動：画面左下［スタートメニュー］―［すべてのプログラム］―［PowerPoint］を選択―起動
②新規スライドを作る：1 枚目が表示―［リボン］―［ホーム］タブを選択―スライドツール―［レイアウト］―［Office テーマ］ダイアログから［白紙］を選択（図 3.8）
③文字を打ち込む：［リボン］―［挿入］タブを選択―テキストツール―［テキストボックス］―［横書きテキストボックス］を選択―白紙のスライドの画面上をクリック―文字を入れるプレースホルダー（枠）が表示―「京都府の天気予報」と入力（図 3.9）
④文字のフォント，サイズ，色を変える：プレースホルダーの枠をクリックして選択―［リボン］―［ホーム］タブを選択―フォントツール―文字のサイズ「36」，フォント「MS ゴシック」を選択，色「黒」を選択（図 3.10）
⑤文字を中央に揃える：プレースホルダーの枠をクリックして選択―［リボン］―［ホーム］タブを選択―段落ツール―［中央揃え］を選択
⑥文字をスライドの中央に配置する：プレースホルダーの枠をクリックして選択―プレースホルダーをドラッグさせてスライド中央に移動
⑦文章を同様の方法で入力する（図 3.11）
⑧クリップアートを挿入する：［リボン］―［挿入］タブを選択―図ツール―適当な図を挿入（図 3.12）
⑨2 枚目のスライドを作る：［リボン］―［スライド］タブを選択―［新しいスライド］―［白紙］を選択―2 枚目のスライド挿入
　新しいスライドの挿入が成功すれば，画面左側の枠内にスライドが 1 枚増えているので確認
⑩作ったスライドの表示を切り替える：［リボン］―［表示］タブを選択―［プレゼンテーションの表示］で表示を切り替えることができる（図 3.13）
⑪作成したスライドを保存する（図 3.14）
　・［Office ボタン］―［名前をつけて保存］―［PowerPoint プレゼンテーション］選択
　・［名前をつけて保存］ダイアログ―「ファイル名」「ファイルの種類」「保存先」を確認
　・［保存］をクリック

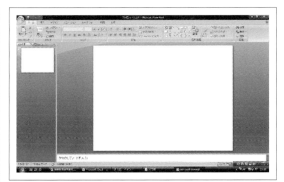
図 3.8 新規スライドを作る

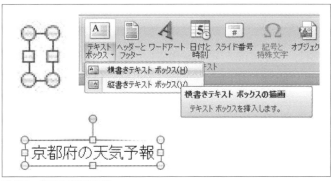
図 3.9 文字を打ち込む

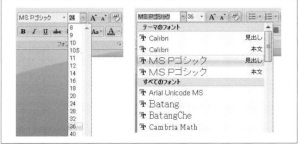
図 3.10 文字のフォント，サイズ，色を変える

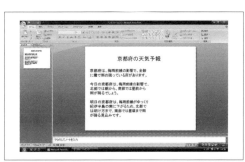
図 3.11 文章を入力する

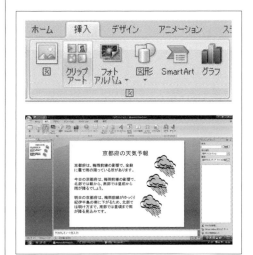
図 3.12 クリップアートを挿入する

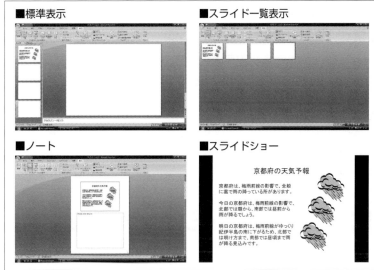
図 3.13 作ったスライドの表示を切り替える

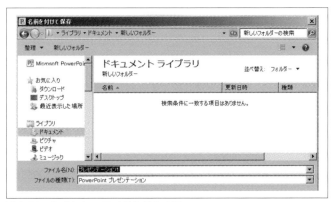
図 3.14 作成したスライドを保存する

3.6 コンピュータを活用したプレゼンテーション

B. 実習 (30分)

課題b：4枚のスライドを作成し，プレゼンテーション（発表）の準備をしよう

準備：コンピュータ（Microsoft PowerPoint）

① 1枚目：発表日（平成〇年〇月〇日〇曜日），氏名
② 2～4枚目：自分（達）の興味あることやよく知っていることについてスライドを作成
  ・プレゼンテーションは1人3分または1グループ5分（時間厳守）
  ・シナリオをつくり，リハーサルをすること

表3.2 プレゼンテーションセルフチェック表

チェック項目	評価 良い		普通		悪い
	5	4	3	2	1
わかりやすく，はっきりとした口調で発表できたか	5	4	3	2	1
話の区切りで「間」を作ることができたか	5	4	3	2	1
持ち時間を守れたか	5	4	3	2	1
文字のサイズ，フォント，色，配置が見えやすいか	5	4	3	2	1
ストーリーはまとまっていたか	5	4	3	2	1
自己満足なプレゼンテーションになっていないか	5	4	3	2	1

C. 評価 (60分)

課題c：作成した課題bをプレゼンテーション（発表）し評価しよう

準備：コンピュータ，プロジェクタ，スクリーン，ストップウォッチ，評価用紙

① 各発表を評価用紙で評価して集計する．もしくは，各発表ごとにクラスで討論し，良い点，改善点について評価しあってもよい．
② 発表閲覧者から自分のプレゼンテーションへの意見，他の発表で参考になった内容などをメモし，次の発表に生かす．

3.7 プレゼンテーションソフトを活用した栄養教育媒体作成 30 60

> ねらい●栄養教育における知識や情報伝達を仲介するものとして，媒体は重要なツールの1つである．ここではコンピュータを利用した媒体の作成方法として，ポスターと紙芝居の作成について演習する．

A. 事前課題 (30分)

課題a：栄養教育啓発用ポスター（コンピュータを利用する場合の用紙はA4サイズ以上）を作成するための指導案（ワークシート3.7）を作成しよう

準備：指導案を立てるのに必要な資料．2人1組になって指導案（ポスター下絵）を完成させる．

ワークシート 3.7　栄養教育ポスターの作成のための指導案

実習グループ _____

番号 _____　_____

氏名 _____　_____

1. 主題　　「　　　　　　　　　　　　　　　　　　　　　　　　　　　　　　」

2. 対象者

3. ねらい

4. 参考文献

5. 評価

ポスター下絵

3.7　プレゼンテーションソフトを活用した栄養教育媒体作成

B. 実習と評価 (60分)

課題b：Microsoft PowerPointで指導案に沿ったポスターを作成して，プリントアウトしよう

準備：コンピュータ（Microsoft PowerPoint），プリンター

① PowerPointを起動させ，白紙の新規スライドを作成する
②ページを設定する
・［リボン］―［デザイン］タブ―［ページ設定］を選択
・［ページ設定］ダイアログ―［スライドのサイズ］A4 210×297 mmに設定（A4サイズの場合．B4サイズはB4 250×353 mm，A3サイズはA3 297×420 mmを選択．A3以上はユーザー設定を選択し任意のサイズを入力する）

③指導案で作成したポスターレイアウトをデザインする
・画像の挿入：［リボン］―［挿入］タブ―［図］で挿入
・画像の装飾：画像を選択―［リボン］―［書式］タブ―［図のスタイル］で装飾を選択
・文字の入力：［リボン］―［デザイン］タブ―［テキストボックス］または［ワードアート］で入力
・文字色の変更：色を変えたいテキストボックスを選択―［リボン］―［書式］タブ―［ワードアートスタイル］―色やグラデーションを変更
・背景に色をつける：［リボン］―［デザイン］タブ―［背景のスタイル］で選択

④印刷する

課題c：作成したポスターを実際に掲示し，評価しよう

　指導案との違い（媒体としての印象）や栄養教育のねらいが伝えられる媒体かどうか（自分で）評価しよう．次の，グループやクラスで媒体を発表し，評価しよう．そして，ポスターを実際に掲示し（または提示するとして），ポスターを用いた栄養教育の評価法について考えよう．評価が実施できたら評価を基に指導案（栄養教育計画）を改善してみよう．

C. 発展

課題d：Microsoft PowerPointを活用して紙芝居を作成しよう

準備：指導案やシナリオを作成するための資料，黒マジック，イラストを描く用紙，コンピュータ（ペイント，Microsoft PowerPoint），スキャナー

①4人1グループになり，指導案を作成する．
②シナリオを作り原画を描く．
③原画に合わせてスキャナーで取り込みたいイラストを用紙に描く．
④イラストをスキャナーで取り込みファイル形式にして保存する．
⑤コンピュータを起動し，④のファイルをマイドキュメントへコピーする．［Windowsボタン］→［すべてのプログラム］→［アクセサリ］→［ペイント］をダブルクリック（ペイントの起動）
・［リボン］―［ファイル］タブ―［開く］―マイドキュメントから自分たちの描いて保存したファイルを選択
・［リボン］―［変形］タブ―［キャンパスの色とサイズ］―［色・カラー］を選択
・ファイルの画像に色を塗る．

- ペイントを使用して絵を描いてもよい
- ［リボン］―［ファイル］タブ―［名前を付けて保存］―マイドキュメントに保存する（ファイルが複数ある時は繰り返す）．

⑥ PowerPoint を起動させ，白紙の新規スライドを作成する
⑦画像の挿入：［リボン］―［挿入］タブ―［図］で作成したファイルを挿入
⑧ PowerPoint 上でアニメーション，背景やワードアート，PowerPoint で描いたイラストなどを入れて紙芝居を完成させる．

課題 e：クラスで紙芝居を発表し，指導案との違い（媒体としての印象）や栄養教育のねらいが伝えられる媒体かどうか評価しよう

3.8 栄養教育に活かすアンケート評価

> ねらい●栄養教育における評価の計画の必要性を知る．
> 栄養教育に活かすアンケート評価を行う視点を養う．

栄養教育では，学習指導案に基づいて計画を実施し，評価を行う．評価の方法には観察法やグループインタビューなどの聞き取り法などとともに，アンケート調査による評価が行われることが多い．アンケート調査では学習者の評価（おもに経過評価）に加えて，公衆栄養分野などでは，行政の栄養施策の中で栄養教育が位置付けられていることから，事業全体の評価ともなる．適切な評価となるよう，計画の段階からどのような評価を実施するか決定しておく必要がある．また，アンケートの質問内容と答えの選択肢にも評価のための視点を盛り込んで作成しなければならない．

A. 事前学習 (40分)

課題 a：個人と集団における評価の例を考えよう

栄養教育における評価として，大きく企画評価，実施評価，経済評価がある．栄養教育の実施目標に対する達成度を評価するという視点から実施評価では経過評価，影響評価，結果評価を行う（表3.3）．それぞれの評価の例を個人と集団についてまとめよう．

表 3.3 実施評価の種類

経過評価	実施目標の達成度を評価する方法	計画を立てた期間における栄養教育を行った回数や人数が目標に達成したか，教育目標が理解されたかなどを見る
影響評価，結果評価	実施後の効果目標の達成度を評価する方法	計画に沿って栄養教育を実施し，その結果，目標とした効果が得られたか（含む周囲への影響）を見る

| | 評価の例 ||
	個人	集団
経過評価		
影響評価		
結果評価		

課題 b：次のコラムを読んで，評価の計画の必要性を考えよう

　栄養教育とは，一方的に知識や技術を押しつけるものではなく，健康状態や食行動が望ましい形になるように変容させるとともに，セルフケアのできる能力を身につけるように支援し，QOL の向上につなげることにある．そこで，栄養教育では，健康によい食行動や食習慣への変容をめざして，必要かつ効果的な教育内容や方法を，専門家の立場から考えて計画し，継続的に実施し，その教育効果あるいは教育プログラム自体の有効性を適切に評価することが求められている．よって，栄養教育の方法には，個別教育，集団教育，食環境整備を含めた栄養知識の普及が考えられるが，いずれの方法であっても，健康日本 21（第 2 次）をはじめとする行政の事業や栄養教育の企画立案の際には，評価の指標を考えた計画・事業内容にすることが必要である．

1：教育効果を評価する視点

　教育効果を評価するには，適切な教育プログラムの立案が必要となり，そのためには行動変容に影響をもたらすことが示されている既存の理論（p.37）やプログラム（p.58）に基づいて，計画を立て，同時に評価の指標や方法を決定しておくことが重要となる．

2：教育内容や事業内容を改善につなげるための評価の視点

　栄養教育は PDCA サイクルによって実施されることから，栄養教育の評価が次の改善策の検討につながるように評価の指標や方法を決定しておくことが重要となる．

3：波及効果を促し評価する視点

　食や健康に関するボランティア組織を介しての地域住民への知識・技術の普及が行動変容につながると期待されている．つまり，学校や行政などでの集団での栄養教育は，教室参加者への教育であるとともに，参加者から家族や友人・知人，地域住民へと食や健康づくりの知識の普及や行動変容の広がりにも教育の狙いが含まれている．そこで，教育による波及効果やその妨げを評価する指標や方法を決定しておくことが重要となる．

　また情報や食べ物へのアクセス，学習者の食を支援している組織などを含めた食環境を整備することにより人々の行動変容が促進されると考えられることから，食環境に対する評価の視点も合わせて持つことが望ましい．

4：具体的な評価の視点の例

　1 回の栄養教育の学習者集団からでも下記のような視点で評価をすることで，教育の評価や事業の改善，波及効果の評価につなげるための情報を得ることができる．

評価の視点の分類	評価の視点の意図	アンケートの際の質問例（設定：「食中毒予防のための健康教室」正しい手洗いについて理解しよう）
①対象特性	教室参加者の食育や健康づくりに対する関心度を把握する	●食育という言葉の意味を知っているか？ ●地域で開かれる健康に関する研修会に参加したことがあるか？
②学習者の教室前の知識の程度	その地域でのこれまでの食育や健康づくりの普及の程度を知識面から把握する	●家庭での食中毒の予防法を知っているか？（知識） ●正しい手洗いの方法を知っているか？（知識）

③学習者の教室後の知識の程度や理解度	本教室での教育内容の理解度を把握する	●家庭での食中毒の予防法がわかったか？（知識） ●正しい手洗いの方法を理解したか？（知識）
④学習者の教室前の意欲や健康行動の実施の程度	その地域でのこれまでの食育や健康づくりの普及の程度を意欲や行動面から把握する	●食中毒予防のために正しい手洗いを実践しているか？（スキル・行動） ●あなたの家族は正しい手洗いを実践しているか？
⑤学習者の教室後の健康行動の実施の意欲の程度と行動変容の妨げとなっている理由	食育や健康づくりに関する行動変容への意欲や波及効果の程度を把握する	●正しい手洗いができるようになったか？（スキル） ●食中毒予防のために正しい手洗いをしようと思うか？（意欲） ●正しい手洗いの重要性ややり方について家族や地域の人に教えようと思うか？

①では国や県，市町村の食育や健康づくり策定時の調査項目と同じ項目を加えておくことで，参加学習者が地域住民の中で食育などに関心の高い層か低い層かなどの学習者の特性を把握することが可能となる．

②・③では，栄養教育で取り上げた内容に関して，すでに知っていたことと，今日はじめて学んだことを区別して評価することで，これまで行ってきた栄養教育の地域における波及効果と，直接実施した栄養教育の教育効果を区別して評価することが可能となる．

B. 実施 (45分)

p.128の地域における集団栄養教育指導案集Ⅰをもとに，1：教育効果を評価する視点を明確にしたアンケートの質問と選択肢を考えてみよう．グループで質問を整理し，評価の計画の視点を明確にした評価表（アンケート用紙）を作成してみよう．

p.128 指導案Ⅰのおもな設定

学習者	栄養教育実施者	プログラム内容			本時	評価法
		目的	目標	場所		
幼児と保護者	行政栄養士	おやつの役割を知る	野菜の大切さや取り入れ方法学び，食べられるようになる	保健センターなど	60分	保護者アンケート

教育効果を評価する視点	質問項目	答えの選択肢
先行因子として，食の知識を知りたい	例）旬の野菜について理解が深まりましたか	
促進因子として，スキルの獲得を知りたい	例）おやつの重要性を理解できましたか	
先行因子＋促進因子として，食の知識＋スキルを知りたい	例）配ったレシピは役立ちそうですか	
さまたげの理由を知り，行動変容につなげる	例）あまり役立たなそうと答えた方，それはなぜですか	
先行因子として，意欲を知りたい	例）今後，野菜を使ったおやつを取り入れてみようと思いましたか	
さまたげの理由を知り，行動変容につなげる	例）あまり取り入れたくないと答えた方，それはなぜですか	

強化因子として，周囲の環境を知りたい	例）教室で作ったおやつをお子さんは食べていましたか
トランスセオレティカルモデルで，食育への行動変容への意欲や関心の程度を把握したい	例）あなたは，家族の食生活・生活習慣を改善してみようと思いますか
学習者の特性を把握したい＊	例）お子さんと「旬の食べ物」の話をしますか お子さんは，野菜（1品以上）をどの程度食べていますか

＊当該市の食育推進計画策定基礎調査と同項目で，本指導案作成時のアセスメント項目として，学習者の特性を把握できる

C. 評価 (45分)

グループで作成した評価表（アンケート用紙）について自分たちで回答してみて，意見交換をし，栄養教育に活かすアンケート評価について栄養教育の目的に沿ったアンケート調査の実施の必要性や，教育内容の計画とともに目的に沿った評価の計画を立てていくことの必要性について考察してみよう．

D. 発展

p.130の指導案Ⅱにおける評価表について，2：教育内容や事業内容を改善につなげるための評価の視点や，3：波及効果を促し評価する視点を明確にした評価として，各項目をコラムをもとに分析しよう．

p.130 指導案Ⅱのおもな設定

学習者	栄養教育実施者	プログラム内容				本時	評価法
		目的	目標		場所		
高齢者	行政栄養士	骨粗鬆症予防	骨と関連する栄養素とそれに富む食品を知る．その食品を用いて調理実習を行う		保健センター	調理実習60分	アンケート

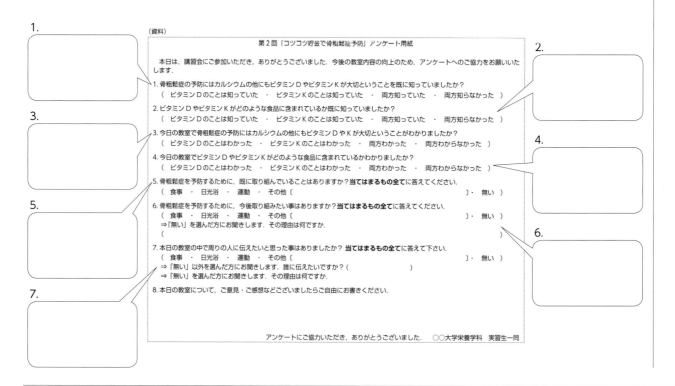

コラム2　他の実習とのかかわり

　栄養教育論実習では実際の対人教育部分を中心とし，個人面接や集団指導（栄養教育）の準備，実施および評価のプロセスを仮想体験する．公衆栄養学実習や，臨床栄養管理学実習などの他の実習とも関連するリソース（情報源），ツール（教材，学習方法，学習形態，媒体など），スキル（技術）を統合させて実施することでより充実し，立体的な実習となる．栄養教育論実習と他の実習のかかわりを図に示す．

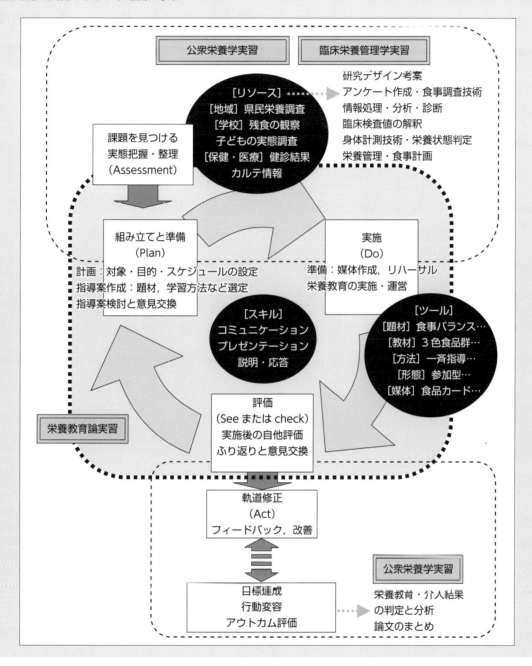

【応用実習編】

　個人または集団において，健康教育や疾病予防，重症化予防の目的として行われる栄養教育は，以下のようなプロセスとして行われる．公衆栄養学で取り扱う栄養教育は地域での栄養施策の一環として健康増進・栄養改善プログラムとして行われる．一方，臨床栄養学においては対象疾患や目的別の栄養ケア・マネジメント（栄養ケアプロセス）計画の中の患者教育の一つとして行われる．栄養教育の応用実習では"人"を対象にした栄養教育を実施するうえで，個人または集団に応じたリソース（情報源），ツール（教材，学習方法，学習形態，媒体など）について，スキル（技術）を使って実際に栄養教育を行う．管理栄養士・栄養士，あるいは臨地実習生，校外実習生として，これから設定空間での栄養教育のイメージを頭に描き，Assessment，Plan，Do，See または check，Act にそって実際に体験する．

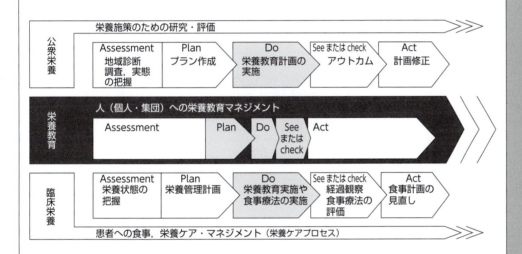

　ただし，教育とは"人"が対象であるので，反応がよかったり，期待した反応ではなかったりするかもしれない．これから始まる集団・個人栄養教育ではよくできたと思えたり，落ち込むこともあり，さまざまであろう．しかし，これはあくまで栄養教育のトレーニング．車の運転でいうと，仮免前の教習所での運転のようなものである．学生のみなさんが（仮）管理栄養士・（仮）栄養士になって練習できる絶好の機会である．路上に出る前は，少しくらい失敗しても大丈夫，この安全で繰り返し練習できる場で，たくさん考えること，悩むことで多くのことが学べるはずである．現場にでたら，実際の学習者のいる本当の"場"であり，もうあとに引けない．同じ年齢層の人たちでも，あるいは同じ人でも，毎回同じような反応が出ることはないだろう．考えていたイメージと違い困惑することや，逆にその反応で助けてもらえることもあるだろう．想像力という人間のすばらしい能力を最大限いかして，まずはその"場"に立つためのこころの準備をしよう．

4. 集団栄養教育マネジメント：保健，福祉，医療分野におけるライフステージ・ライフスタイル別指導

　4章では対象集団にあった栄養教育を，Assessment，Plan，Do，See または check，Act の流れに基づき実習する．Assessment では栄養教育を実施する集団の背景（健康・栄養状態，生活習慣，環境など）を選択し，情報収集を実施，課題の抽出を行う．

　保健・福祉・医療における集団栄養教育には，福祉施設や保健センターでの健康教室，学校での食に関する指導，保健指導におけるグループ指導，病院での疾患別の集団栄養教育などさまざまなシチュエーション（場）が想定される．本実習では対象集団を設定して Plan を作成する（4.1節）．その Plan に基づき Do，See または check を実施する（4.2節）．

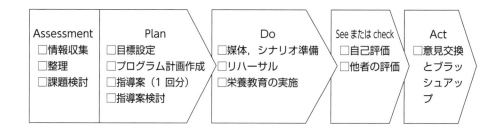

4.1　集団栄養教育計画（Plan）のすすめ方：やりたいことの設計図を描こう

30　120　60

> ねらい●教育の場やライフステージ，対象集団の条件に応じた学習プログラム（計画書）を作成するなかで，栄養教育を効果的に行うために必要な情報収集や計画の立て方，評価の視点など，計画書（指導案）の書き方の基本を習得する．

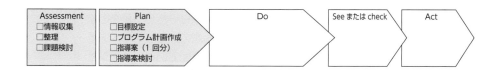

個人／グループ（　　　）人で（管理栄養士・臨地実習の実習生など）になったつもりで進めよう

A. 事前学習 (30分)

課題 a：実施する栄養教育を企画するにあたって，対象集団の基本条件を設定しよう

計画するうえで必要な情報集めなどの準備をしよう．また他のグループの対象集団や条件も書きとめておこう．

(1) 領域	：学校教育・地域・医療・福祉・その他＿＿＿＿＿＿＿
(2) 実施主体施設（場）：	＿＿＿＿＿＿＿＿＿＿＿＿　例）保健センター
(3) ライフステージ	：＿＿歳児・＿＿＿＿学年・＿＿＿歳代
(4) 種類	：健康教育・食育・生活習慣病予防・疾患別栄養教育（　　　　　）
(5) 全体の回数	：＿＿回
(6) 本時の実施時間	：＿＿＿＿＿分
(7) その他（男女比，就業者の場合はおもな業種）	

グループ	学習者の種類	条件

課題 b：集団教育での参加型クラス（ワークショップ，調理実習など）について，特徴を記し，どのような効果が期待できるか考えよう

1つの方法を取り上げて話し合おう．

参加型クラスの特徴	期待される効果

B. 実習 (120分)

集団栄養教育の計画の流れにそって本書では計画書Ⓐ〜Ⓒを用いる．
学校における計画書ⒶⒷにあたる食に関する指導の全体計画の例を図 4.1 に示した．

課題 c：学習者の食生活上の課題や特性（栄養・食生活・生活など）について各種情報源を用いて設定してみよう

栄養教育計画書Aを作成する．

なお，巻末に掲載している領域（学校・地域・医療・福祉）ごとの計画書・指導案例にとらわれず，各人・各グループの発想で計画書の作成を進めよう．

栄養教育計画書A（栄養教育のためのアセスメント）	
(1) ライフステージ	(2) キーワード
(3) 学習者	(4) 栄養教育実施者（管理栄養士の立場）
(5) 学習者の特性（栄養，食生活，生活など）	
(6) 学習者のニーズ（学習者がほしい情報，必要とすべき知識・技術など）	

課題 d：栄養教育の目的，目標，開催時期，回数，本時のねらいなど設定しよう

栄養教育計画書Bを作成する．

栄養教育計画書B（全体）				
(1) 栄養教育の目的				
(2) 栄養教育の目標・課題				
(3) 全体の開催日数，本時（　　　分）の栄養教育のねらい				
(4) 栄養教育の設定				
開催回*1 開催時期	テーマ	開催場所*2	担当者・部署・責任者（管理栄養士の立場を明確に）	マンパワーや他職種などとの連携と役割
予算				

＊1　複数回にわたり実施する場合，その全体像がわかるように記載すること
＊2　実技を含む場合は実施会場の調理設備などの確認が特に重要

課題 e：1 回分の指導案を作成する

課題 e-1：栄養教育計画書A，Bをもとに実際の学習計画である 1 回分の指導案（20 分〜60 分程度）を作成しよう

評価の方法，調理実習など実技や実演を伴う場合は実施献立案もあわせて検討しよう．栄養教育計画書C-1a を作成する．学校の場合は学級活動指導案の一般的な作成方法（表 4.1）を参考にC-1b 様式を作成する．

・児童の実態 ・保護者・地域の実態などを記述する． ・1日1回は家族と食事をしている子どもがほとんどである．1.6％の子どもが朝食を食べずに登校している状況で，給食の残食は少ない．		学校教育目標 豊かな知性と感性を身に付け，自主的実践力をもち，よりよく生きようとする子ども											学習指導要領 食育基本法 食育推進基本計画 教育委員会の方針

食に関する指導の目標

① 食事の重要性，食事の喜び，楽しさを理解する
② 心身の成長や健康の保持増進のうえで望ましい栄養や食事のとり方を理解し，自ら管理していく能力を身に付ける
③ 正しい知識・情報に基づいて，食物の品質および安全性などについて自ら判断できる能力を身に付ける
④ 食物を大事にし，食物の生産などにかかわる人々へ感謝する心をはぐくむ
⑤ 食事のマナーや食事を通した人間関係形成能力を身に付ける
⑥ 各地域の産物，食文化や食にかかわる歴史などを理解し，尊重する心をもつ　　　　（など）

各学年の食に関する指導の目標

幼稚園，保育所	低学年	中学年	高学年	中学校
幼稚園・保育所との連携に関する方針などを記述する． ○食べ物に興味関心を持つ． ○自分で食べられる．	○食べ物に興味関心をもつ． ○好き嫌いせずに食べようとする． ○いろいろな食べ物の名前がわかる．　　（など）	○楽しく食事をすることが心身の健康に大切なことがわかる． ○健康に過ごすことを意識して，いろいろな食べ物を好き嫌いせずに食べようとする． ○衛生的に給食の準備や食事，後片付けができる．　　（など）	○楽しく食事をすることが，人と人とのつながりを深め，豊かな食生活につながることがわかる． ○食事が体に及ぼす影響や食品をバランスよく組み合わせて食べることの大切さを理解し，一食分の食事が考えられる． ○食品の衛生に気を付けて，簡単な調理をすることができる．　　（など）	中学校との連携に関する方針などを記述する． ○望ましい食事の仕方や生活習慣を理解し，自らの健康を保持・増進できる．

			4月	5月	6月	7月	8月	9月	10月	11月	12月	1月	2月	3月
特別活動	学級活動および給食の時間 ○食に関する指導 ●給食指導	低学年	○給食の約束，歯を大切に ○給食を知ろう ●仲良く食べよう			○夏休みの健康 ○食べ物の名前を知ろう ●楽しく食べよう			○健康な生活習慣 ○食べ物に関心をもとう ●食べ物を大切にしよう			○風邪の予防，成長を振り返ろう ○食べ物について振り返ろう ●給食の反省をしよう		
		中学年	○給食の約束，歯を大切に ○食品について知ろう ●給食のきまりを覚えよう			○夏休みの健康，運動と健康 ○食べ物の働きを知ろう ●食事の環境について考えよう			○健康な生活習慣 ○食べ物の3つの働きを知ろう ●食べ物を大切にしよう			○風邪の予防，成長を振り返ろう ○食生活を見直そう ●給食の反省をしよう		
		高学年	○安全に気を付けた給食準備，歯を大切に ○食べ物の働きについて知ろう ●楽しい給食時間にしよう			○夏休みの健康，運動と健康 ○季節の食べ物について知ろう ●食事の環境について考えよう			○健康な生活習慣 ○食べ物と健康について知ろう ●感謝して食べよう			○風邪の予防，成長を振り返ろう ○食生活について考えよう ●1年間の給食を振り返ろう		
	全校一斉指導など		◎ふれあい交流ランチ （なかよくなろう） ○じょうぶな歯をつくろう ●予約給食			◎ふれあい交流ランチ （楽しく食べよう）			◎ふれあい交流ランチ （雰囲気作りの工夫をしよう） ○主食の大切さを考えよう ●予約給食			◎ふれあい交流ランチ （感謝の気持ちを表そう） ○季節を味わおう ●リクエスト給食・予約給食		
	学校行事		・発育測定　・遠足　・運動会 ・食育月間　・通学合宿			・修学旅行 ・個人懇談　・夏休み			・学習発表会　・個人懇談 ・冬休み			・学校給食週間 ・スキー学習		
	児童会活動		・ふれあいスタートの会			・ふれあい当番活動			・児童フェスティバル			・ふれあい感謝の会		

		1年	2年	3年	4年	5年	6年
関連する教科	社会			・私の町みんなの町 ・見直そう私たちのくらし ・調べよう物を作る仕事	・私たちのくらしと土地の様子 ・健康なくらしとまちづくり ・昔のくらしとまちづくり	・食料生産を支える人々 ・住みよいくらしと環境	・大昔の人々の暮らし ・戦争から平和への歩み ・日本とつながりの深い国々
	理科			・植物の体のつくりや育ち方 ・こん虫の食べものやすみかをしらべよう	・季節と生き物 ・人の体のつくりと運動	・種子の発芽・成長・結実 ・動物の誕生	・インゲンマメやジャガイモを育てよう ・人の体のつくりと働き ・植物とでんぷん ・生物と環境
	生活	・みんなだいすき ・やさいをそだてよう	・できるようになったよ ・おいしいやさいになあれ ・はっけん！わたしの町				
	家庭					・なぜ食べるのだろう ・野菜の調理 ・ごはんを炊く	・生活を計画的に ・楽しい食事を工夫しよう
	体育（保健領域）				・毎日の生活と健康	・育ちゆく体と私	・病気の予防
	道徳*	1 主として自分自身に関すること（低）（中）（高）（1） 2 主として他の人とのかかわりに関すること（低）（中）（1）（4）（高）（1）（5） 3 主として自然や崇高なものとのかかわりに関すること（低）（中）（高）（1）（2） 4 主として集団や社会とのかかわりに関すること（低）（2）（3）（5）（中）（2）（3）（5）（6）（高）（1）（4）（5）（7）（8） （学校として設定した主題名などを明記する）					
	総合的な学習の時間			・むかしの食事	・ふる里を食べよう	・豆豆大作戦	・ホリデーランチを作ろう

家庭・地域との連携の取り組み方	学校だより，食育（給食）だより，保健だより，学校給食試食会，家庭教育学級，講演会，公民館活動 学校を中心として，どのような子どもを育てたいのか，そのために保護者・地域とどのような連携の取組を計画しているのかを記述する．
地場産物活用の方針	地場産物活用の教育的な意義，活用方針などを記述する．
個別相談指導の方針および取り組み方	保護者からの申し出，定期健康診断の結果，日常の食生活に様子などから個別相談指導が必要な児童を対象に実施するなど，個別指導の方針などを記述する． 関係職員との連携，校内の指導体制などについても記述する．

図 4.1　学校における計画書ＡＢにあたる食に関する指導の全体計画（小学校）例

* かっこ内の数字は1〜4の目標の中の小目標の番号であり，特に食に関する指導に関係が深いものをあげた．

4.1　集団栄養教育計画（Plan）のすすめ方：やりたいことの設計図を描こう

栄養教育計画書C-1a（1回分，本時）

本時教育計画案

(1) テーマ

(2) 日時

　　対象人数

　　場所

　　担当者

(3) 目標

(4) 指導のながれ

時間配分	活動内容	指導上の留意点	使用媒体

(5) 評価法

表4.1 学級活動指導案の一般的な記入方法（計画書©-1bの見本）

第5学年　学級活動（○○教科）指導案

　　　　　　　　　　　　　　　　　　　　　日時　　　平成○年○月○日（○）　第○校時
　　　　　　　　　　　　　　　　　　　　　授業者　T1　　（学級担任）
　　　　　　　　　　　　　　　　　　　　　　　　　T2　　（学校給食栄養管理者*）

(1) 題材（単元）名
　　教科の指導の場合には教科書の単元名，学級活動においては年間計画に記載する題名を記述する．指導内容を表現し，題材のねらいがとらえやすいように表現を工夫する．
(2) 題材（単元）の目標〔児童・生徒の立場で書く〕
　　題材（単元）の目標を明確に書く．「関心・意欲・態度」「思考・判断」「技能・表現」「知識・理解」の4観点から，単元（題材）の学習を通して目指す児童・生徒の姿を示し，総括的にまとめて表記する．
(3) 食育の視点〔児童・生徒の立場で書く〕
　　食に関する指導の目標における6つの目標，「食事の重要性」「心身の健康」「食品を選択する能力」「感謝の心」「社会性」「食文化」から，指導内容に沿って記述する．
(4) 題材（単元）について〔指導者の立場で記述〕
　　1) 児童観
　　題材の学習にかかわる児童・生徒の実態について，事前調査や日常の様子から把握し，指導のねらいと児童・生徒の発達との関連や本時のねらいに関して，学級の児童・生徒にある問題点などについて記述する（例：本学級の子ども達は，さらに～が求められる）．
　　2) 題材観
　　題材の学習を通して児童・生徒が身に付けるべき資質や能力に関して，指導のねらいや内容についての指導者の基本的な考え方を記述する．なぜこの題材を取り上げたのか他の教育活動や他学年の指導との関連を記述する（例：これまでは，そこで，このことは～という点で意義深いと考える）．
　　3) 指導観
　　ねらいを達成するための指導方法について，児童・生徒の興味関心を引く工夫を記述する．また，指導媒体などについて，研究テーマとの関連について述べる（例：本時では，～を用いて～ということに気づかせ，なぜなのか，今後どうしたら良いのかを考え，自ら進んで～に取り組もうとする態度を育てたい）．
(5) 指導計画〔児童・生徒の立場で記述〕
　　題材を構成する小題材の名称を書き，その指導順序と配当時間を明示する．　　　　教科の場合
　　　事前指導　調査，アンケート，観察など　　　　　　　　　　　　　　　　　　　〈全○時間〉
　　　本時指導　本時の題材名　　　　　　　　　　　　　　　　　　　　　　　　　　第一次　○○○○○・・・1時間
　　　事後指導　日常活動，ワークシート1週間分の点検・助言，給食だより　　　　　第二次　○○○○○・・・2時間
　　　　　　　　で家庭に知らせるなど　　　　　　　　　　　　　　　　　　　　　　　第1時　○○○○○
　　　第2時　○○○○○（本時）
　　第三次　○○○○○・・・1時間
(6) 本時案の展開
　　1) ねらい〔児童・生徒の立場で記述〕
　　具体的に身に付けさせたい資質や能力を明確にし，めざす児童・生徒の姿を示す．理解・知識の目標（～について知り）と実践につなげる目標（～する意欲を持つ）から構成する．
　　2) 展開

過程	学習活動〔児童・生徒の立場で記述〕	指導上の留意点，評価〔指導者の立場で記述〕	教材・資料
導入	問題の意識化，共通化（気づく，知る）	実態から問題に気づかせ，課題をつかませるために効果的な発問を行う（気づかせる）	アンケート結果，めあてのカードなど
展開	原因の追求，対処方法の追求（話し合う，確かめる）	問題の原因を明確につかませ，解決に導くよう支援する（なぜなのかを考えさせる，発表させる，～できるよう助言する）	絵カード，紙芝居，映像など
まとめ	対処方法の自己選択，自己決定（意欲を持つ）	自分で頑張ることをカードに書かせ，実践への意欲づけをする（取り組みを発表させる）	ワークシート，シールなど

　　3) 評価
　　目標の知識を習得したうえで，実践につなげようと意欲が持てたかなど4観点から表記する．
　　「関心・意欲・態度」：～しようとしている．～に関心をもっている．
　　「思考・判断・表現」：～について考えることができる．～を工夫している．
　　「技能」：～ができる．
　　「知識・理解」：～がわかる．～を理解している．
　　4) その他：他教科との関連，板書計画，教材・資料など
　　・板書計画：めあてはしっかり大きな字で貼り付ける．横書きの場合は，左から右の順に授業展開を残し，授業の流れが分かるようにする．
　　・学年に応じて，表現方法，板書や資料の文字の大きさ，使用する漢字に配慮する．

* 栄養教諭もしくは学校栄養職員
［国立教育政策研究所，評価規準の作成，評価方法の工夫改善のための参考資料より一部改変］

栄養教育計画書Ⓒ-1b

第　学年　組　　　　学習指導案
平成　年　月　日（　）　　校時　指導者　年　組　担任 　　　　　　　　　　　　　　　　　　　　　栄養教諭

(1) 題材名

(2) 食育の視点

(3) 題材について

(4) 指導計画

(5) 本時のねらい

(6) 本時案

過程	学習活動	指導上の留意点，教師の支援	教材・資料

(7) 評価

課題 e-3:給食で栄養教育の視点を取り入れる工夫を考えよう

特定給食施設では日々の給食を題材とする栄養教育の積み重ねも重要である.学習者が,給食をおいしく,楽しく健康を考えて食べることができるようにするため,栄養教育の視点を含む「食事提供に関する計画」にするにはどのような点を工夫すると良いか考えよう.

給食で栄養教育の視点を取り入れる工夫点

課題 e-4:給食の献立,給食のねらいに基づいた短い(3〜5分程度)指導内容を検討してみよう

栄養教育計画書Ⓒ-2 を作成する.

栄養教育計画書Ⓒ-2

給食時指導　指導案

(1) 献立名
(2) 題材
(3) 題材設定の理由
(4) 食育の視点
(5) 給食のねらい

時間配分	活動内容	指導上の留意点	教材・資料

C. 評価 (60分)

課題f：計画書Cについて，他のグループまたは教員と意見交換を行おう

他者の意見は計画書に赤字で記録し，指導案の改訂を行おう．

＜指導案のチェックポイント＞
□学習目標は学習者にとって適当なものか
□教材（取り上げるテーマ・学習内容）は学習者にとって適当なものか
□学習活動は学習者の思考の流れとして捉えやすく，予想される学習者の反応を加味して無理なく成立しているか
□板書，掲示物，配布資料は適切な内容と量，タイミングで意図的に計画されているか
□評価の観点は書かれているか
□楽しく学ぶ（理解，意欲，実践，到達など，学習活動としての知的な満足や達成感を通して得る楽しみや喜び）展開が加味されているか

D. 発展

課題g：巻末の指導案集を参考に，栄養教育を実施する集団別に指導案の特徴をまとめよう

本節で作成した以外の集団の指導案も1つ作成してみよう．

4.2 集団栄養教育の指導案（企画案）を使った実際の栄養教育の実施と評価　90　45　45

> ねらい
> ●実施者として4.1節で作成した学習指導案に基づいて，場面を想定した集団栄養教育を実施し，実施した教育の方法や進め方などをふり返る．
> ●学習者，観察者として他者を評価するなかで，客観的に良いところや改善すべきところを観察できる視点を養う．これらを通じて実際の学習者に対応するための心がまえをもつ．

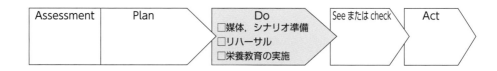

A. 事前学習 (90分+α)

準備：模造紙，ポスターカラー，絵の具など媒体作成に使用するもの

課題a：指導細案（シナリオ）などを作成しよう

媒体案（例：紙芝居，ワークシートなど基礎編ワークシート3.5を使用），板書計画および指導細案（シナリオ）を作成しよう．実際には使用する媒体を作成してみよう．

指導細案（シナリオ例）

学習活動	指導者の発問・指示	予想される児童の反応	板書など
1. 前時の復習をする.	・食品に含まれる栄養素には，大きくわけて5つありましたね．何でしょう？ ・炭水化物…にはどんな働きがありますか？	・炭水化物，脂質… ・熱や力のもとになる…	・授業のはじめにワークシートを配っておく． ・栄養素と体の関係図を黒板に貼っておく． ・五大栄養素のカード ・栄養素と体の関係図で，栄養素を明かしていく．
（以下省略）			

課題 b：観察者評価の視点（表4.2）を意識して，リハーサルをしてみよう

表4.2 集団栄養教育　観察表　　　　　　　　　　　　　　　　　　　　大変良い◎　良い○　改善が必要△

	観察項目＼発表者氏名							
内容	教育目標に対して適切な内容か							
	学習者に対して適切な内容か							
	内容に創意工夫がみられたか							
	焦点をしぼっていたか							
	質問に対して適切に答えたか							
話し方	発表態度は適切で誠意があるか							
	話すスピードは適切か							
	言葉づかいは適切か							
	声の大小・めりはりは適切か							
教材	媒体は学習者にとって見やすいか							
	媒体の使い方は適切か							
その他	服装は適切か							
	時間配分は適切か							
	教室の雰囲気・会場に気を配れたか							
コメント記入欄								

B. 実習 (45分)

（1グループあたり標準45分（発表___分，講評___分）グループ数により延長）

準備：使用媒体，配布資料・指導案は人数分印刷

課題 c：対象，場面を想定した集団栄養教育を実施し，直後にふり返りをしよう

発表中	実施者	・設定，本時のねらいを簡潔に説明 ・栄養教育を設定時間内に実施する
	観察者	（学習者として） ・学習者になりきった反応を心がけよう ・ワークシートや事後評価のアンケートなども実施後の評価の材料となるので実施者の指示にしたがって，協力しよう （評価者として） ・観察表を用いて3段階で記入し，実施者の良い点，気になる点についても書き留める（表4.2）
実施後		・実施後は，全員で積極的に講評に参加しよう ・実施者は授業や教室の計画や評価法は妥当なものであったか事後評価を行う ・実施者は自己の実施の反省点を集団栄養教育実施評価表に記入する（表4.3）

Assessment → Plan → Do → See または check（□自己評価　□他者の評価）→ Act

表4.3 集団栄養教育　実施評価表

実施日	月　　日（　）	時間	
学習者		担当グループ	
実施方法			
目的			
評価			
指導者の評価	（指導教官や観察者のコメントを記入しておくこと）		
今後の課題			

C. 評価 (45分)

課題d：栄養教育の実施後に，指導案と実際の違いについて考えてみよう

　今後臨地・校外実習などでの実際の学習者に対応できる内容とするためには，どのような点を改善する必要があるか考察してみよう．

テーマ・学習内容
学習方法
板書・掲示物・配布資料
その他

D. 発展

　グループで発表の様子を撮影したビデオ映像を用いて，学習者の反応に対する応答の仕方，発問やその場に応じた指示ができていたかなど意見交換をしよう．そして，評価を行い，次回の栄養教育時に向けて改善点を挙げてみよう．

5. 個人栄養教育マネジメント：生活習慣病予防の保健指導（教育）と医療における指導

　個人栄養教育は健康教育や患者教育の場において，個人の状態に応じて行われる教育である．対象は本人，あるいはその家族（配偶者や保護者）や支援者も同席する場合がある．目標栄養量は個別に設定され，計画は学習者の準備性（心がまえ）や食知識，家族の協力など，学習者の状況に応じて提案し，行動変容の支援を行う．個人栄養教育では，病院での疾患別患者教育，保健指導における個別指導，肥満改善プログラムなどさまざまなシチュエーション（場）が想定され，管理栄養士には，初回面接および継続的な支援を通して，学習者の行動変容を促し，成果をだすための，「場」「人」「機会」に応じたスキルや情報源が求められる．

　5章では個人を対象にした栄養教育を，設定の"場"で実習し，学習者が実践するための基礎知識の確認や情報収集の基本的技術を習得する．学習者役，観察者などを通して，面接の場での教育実施者・医療者としての態度や姿勢について理解を深め，実際に学習者に向かうための心がまえを持つ．

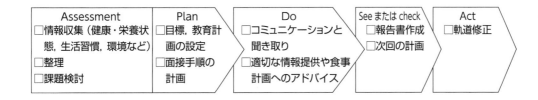

　本章では，医療（臨床）または保健指導における場面が設定されており，個人面接を体験する．ここではDoの面接時を中心に，個人の栄養教育に必要な情報源やスキル，ツールを用いて学習者との面接にチャレンジしよう．

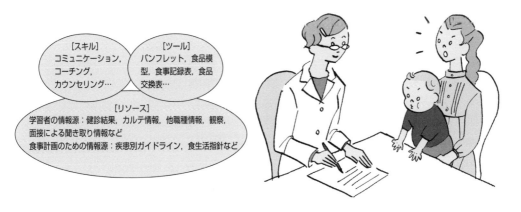

5.1 行動科学理論を活かした個人栄養教育

30 90 60

> ねらい●保健指導場面での学習者の行動を理解するため,シナリオやロールプレイなどを通して,栄養教育(保健指導)で利用できる行動科学を活用したスキル,理解を深める.

個人/グループ(　　　)人で進めよう.

A. 事前学習 (30分)

課題 a:1.5節 (p.35) の鈴木さんの設定から,鈴木さんの状態と課題をまとめよう

[状態]

[課題]

B. 実習

課題 b:シナリオにそったロールプレイをしよう (90分)

　1.5節の鈴木さんの設定をもとに,2種類のシナリオを使ってロールプレイをしよう.そして,グループで感じたことについて話し合おう.

実習方法

①カウンセラー(管理栄養士)役1名,クライエント(鈴木さん)役1名,観察者___名とする.

②場面を設定する.椅子は直面しない角度に置き(「ハ」の字型など),距離はクライエントが話をしやすい距離に設定する(クライエント役に「これでいいですか?」など確認する).

③観察者は,双方の様子が見える位置関係に座る.

④シナリオ1についてロールプレイをスタートする.

⑤ロールプレイ後,カウンセラー役が聞いた感じを伝える.また,クライエント役は話していてどう感じたか伝える.

⑥観察者は,カウンセラー役,クライエント役に対する感想,気づいたことをフィードバックする.

⑦シナリオ2も②~⑥実施の後,シナリオ1,シナリオ2についてグループでふり返りを行う.

　(カウンセラー役,クライエント役は教員や学生が行い,クラス全員で観察してもよい)

シナリオについてのふり返り記録用紙
（行動科学の用語を使って記入しよう）

シナリオ1		技法
管理栄養士	：鈴木さんですね．今日は，健康診断の結果を中心にお話させていただきますね．	
鈴木	：はい，よろしくお願いします．あの…あまり良くない結果ですよね．	
管理栄養士	：そうですね．結果がよくないことをわかっておられるのですね？	
鈴木	：はい．結果には血圧と脂肪が高いと書いてありました．しかし，身体の調子が悪いとは思いません．でも，テレビで血圧が高いと脳卒中とか心筋梗塞になりやすいって聞いたのです．そうなったら家族に迷惑をかけるから大変だと感じています．	
管理栄養士	：そうですね．ご家族は大変でしょうね．血圧や中性脂肪や LDL-コレステロールが高いと脳卒中や心筋梗塞のリスクが上がるというデータが出ています．身体の調子が悪くなくても生活を変えないと病気になりますよ．	
鈴木	：わかりました．では，血圧や中性脂肪をどのくらいに下げればいいのですか？	
管理栄養士	：血圧は収縮期血圧が 130 mmHg 未満，拡張期血圧は 85 mmHg 未満が基準値です．中性脂肪は 150 mg/dL 未満，LDL-コレステロールは 120 mg/dL となっています．HDL-コレステロールは鈴木さんの場合は問題ありません．	
鈴木	：LDL？HDL？…．血圧はちょっと下げればいいですね．中性脂肪は難しそうですね…．	
管理栄養士	：難しいですか？でも，中性脂肪は 80 mg/dL ほど下げないといけませんね．そして，鈴木さんはBMI も高いですから痩せなきゃだめですね．	
鈴木	：BMI？太っているということですか？…わかってはいるのですが…何キロ痩せたらいいのですか？	
管理栄養士	：そうですね（計算をして）…11 キロですね．かなり痩せなきゃだめですね．	
鈴木	：そんなにですか？私，ダイエットに何度か挑戦したことがあるのですが，いつも失敗して…自信がないです．	
管理栄養士	：そんな弱気ではいけませんよ．自分の健康は自分で守らないといけません．しっかり目標をたてて，それに向かってがんばりましょう！できますね？	
鈴木	：はい…お願いします…．	
管理栄養士	：鈴木さんは，体を動かすことをされていますか？食事は気をつけて食べていますか？	
鈴木	：はい．たまに，会社から帰宅する時に一つ前のバス停で降りて歩いたりします．しかし，会社帰りは急いでいるし疲れているので…．あと，食事は昼食を定食にしたりします．	
管理栄養士	：帰宅時に歩かれるだけで運動はしてないのですね．それに昼食を定食に…毎日ですか？	
鈴木	：そうですね．定食はおかずも野菜もとれますから…そして，食事は和食を中心にして，夜は油ものをあまり食べないようにしています．どうしてもお昼ご飯を残すと悪い気がして…食べきってしまうので．	
管理栄養士	：定食を食べきってしまう！痩せない原因ですね．食べる量を決めて食べるようにしないとウエイトコントロールは難しいですね．後で，食べられる量をお示ししますから必ず守ってください．食事時間は規則正しいほうですか？	
鈴木	：はい…．時間は規則正しいほうだと思います．朝は 7 時，お昼は 12 時ごろ，夜は 8 時ごろでしょうか？主人と食事の時間が合いそうな時は夕食が 9 時ごろになることもあります．	
管理栄養士	：だいたい決まった時間なのですね．晩酌などはされますか？	
鈴木	：週に 2～3 度，ビールをコップ 2～3 杯ぐらい飲みます．主人が食事の時に飲むのでたいてい一緒に飲みます．お酒は飲み過ぎなければ身体にいいと思って…．	
管理栄養士	：ビールの適量はコップ 1 杯程度なので飲み過ぎですね．そして，鈴木さんは太っておられるし，中性脂肪を下げるためにも禁酒をお勧めします．夜にアルコールを飲む習慣がある人は中性脂肪や	

	コレステロールが高いのですよね….	
鈴木	：禁酒ですか…．主人と飲みながら話しをしたり，テレビを見たりするのが習慣なのです…．そうですか…．では，食後にお腹が減ったり何か食べたい時は，いつも果物を食べるようにしていますが，果物くらいはいいですよね？主人は食事をしながら飲んでいるので，私も口さびしくなると思うのです…．	
管理栄養士	：うーん，だめですね．果物は食べ過ぎたり，食べる時間によって中性脂肪を上げる原因になります．鈴木さんの場合，夜に果物を召し上がっておられるのも中性脂肪が高い一因になっていますね．なので，果物は朝食時に召し上がってください．	
鈴木	：えっ，果物で中性脂肪が上がるのですか？果物は身体にいいものだと思っていたので，夜の遅い時間でも食べていました．ビールも果物もダメ…でも，食事を変えないと血圧も脂肪も下がらないのですよね．でも，できるかな…．	
管理栄養士	：今回の食事改善の目標はほぼ決まりましたから，がんばってくださいね．ご主人にも協力してもらってください．鈴木さんの身体のためですからね．それに，日常生活の活動を増やしていただきたいのですが…．そうすると，確実に血圧も中性脂肪も下がりますよ．	
鈴木	：運動も…ですか？会社でエレベーターを使わずに階段を使うなどでもいいですか？会社は3階にあるのでそれくらいなら歩けます．	
管理栄養士	：階段の昇り降りはいい運動なので結構です．毎日頑張ってくださいね．	
鈴木	：はい．こんなにたくさん生活を変えないといけないのですね…．	
管理栄養士	：そうですね．でも，変えていただくと血圧も中性脂肪も下がるので，とてもよい目標だと思います．がんばってください！！	
鈴木	：わかりました．	
（食事の内容などの説明は略）		

シナリオ2		技法
管理栄養士	：鈴木さん，こんにちは．私は，（管理栄養士または栄養士）の「〇〇〇〇〇」と申します．20～30分ほど，お時間よろしいでしょうか？	
鈴木	：はい，いいですよ．よろしくお願いします．	
管理栄養士	：どうぞよろしくお願いします．今日は，健康診断の結果を中心にお話させていただきますね．	
鈴木	：わかりました．あの…あまり良くない結果ですよね．	
管理栄養士	：結果を見てそう思われましたか？健診の結果についてどのように感じられましたか？	
鈴木	：血圧と脂肪が高いと書いてありました．しかし，身体の調子が悪いとは思いません．でも，テレビで血圧が高いと脳卒中とか心筋梗塞になりやすいって聞いたんです．そうなったら家族に迷惑をかけるから大変だと感じています．	
管理栄養士	：そうですね．血圧や中性脂肪やLDL-コレステロールといった血中の脂肪が高い状態が長期間続くと脳卒中や心筋梗塞を起こす危険性を上げてしまうのです．	
鈴木	：わかりました．では，血圧や中性脂肪をどのくらいに下げればいいのですか？	
管理栄養士	：血圧は収縮期血圧，これは高いほうの血圧ですがこれが130 mmHg未満，低いほうの血圧の拡張期血圧は85 mmHg未満が基準の値です．中性脂肪は150 mg/dL未満となっています．	
鈴木	：そうですか？血圧はちょっと下げればいいですね．中性脂肪は難しそうだな…．	
管理栄養士	：そうですね．血圧はちょっと下げれば大丈夫ですね．中性脂肪は80 mg/dLほど下げないといけないのですが，いきなりではなく少しずつやっていけば大丈夫ですよ．ところで，今までにご自分の健康について工夫や努力をされたことはありますか？	
鈴木	：努力ね…．たまに，会社から帰宅する時に一つ前のバス停で降りて歩いたりしますが．会社帰りは急いでいるし疲れているので…．あと，昼食を定食にしたりします．	
管理栄養士	：たまに帰宅時に歩かれるのですね．それはとてもいいですね．それに昼食を定食に…食事にも気をつけられておられるのですね．お仕事に家事といつもお忙しくされておられるのですね．	
鈴木	：いえいえ．歩くのはたまにですが…．食事は和食を中心にして，夜は油ものをあまり食べないようにしています．どうしてもお昼がたくさんになってしまいがちですから，食事を残すと悪い気がしてしまい，ついつい食べ過ぎてしまうのです．	
管理栄養士	：食事は和食中心で夜はボリューム控えめなのですね．素晴らしいですね．しかし，昼食は食べ過ぎてしまう…．残すともったいないと感じておられるのですね．よくわかります．しかし，やはり食べ過ぎは肥満の原因のひとつですし，勇気を持って健康のために少し残すようにされてはいかがですか？また，最初からご飯を少なめにしていただくことはできませんか？	
鈴木	：その通りですね．定食を頼む時にご飯を少なめにしてもらうよう頼んでみます．	
管理栄養士	：とてもよいと思います．ところで，食事時間は規則正しいほうですか？	
鈴木	：時間は規則正しいほうだと思います．朝は7時，お昼は12時ごろ，夜は8時ごろでしょうか？主人と食事の時間が合いそうな時は夕食が9時ごろになることもあります．	

管理栄養士	だいたい決まった時間なのですね．ご主人とご一緒に食べたほうが美味しいですよね．晩酌などはされますか？
鈴木	週に2〜3度，ビールをコップ4〜5杯ぐらい飲みます．主人が食事の時に飲むのでたいてい一緒に飲みます．お酒は飲みすぎなければ身体にいいと思って…．
管理栄養士	飲みすぎなければ身体にいいと思われているのですね．その通りですよ！しかし，コップ4〜5杯は少し多いように思います．ビールは缶ビール1缶程度が鈴木さんの適量なんです．
鈴木	そうですか…主人と飲むのでどうしても夜の9時，10時になってしまうのですが…ビールは太るのですよね．
管理栄養士	アルコールの飲みすぎは肥満の原因となります．また，夜遅くの飲食も肥満の原因の一つですが…ご主人とのコミュニケーションの時間なのですね．
鈴木	そうなんです．主人と飲みながら話をしたり，テレビを見たりするのが楽しみなのですが，お酒はやめたほうがいいですよね…．でも，ビールをやめたら何か甘いものとか食べてしまいそうです．
管理栄養士	そうですか…ビールをやめても何か口にしてしまいそうなんですね．ビールは鈴木さんの楽しみなのですね．では，晩酌の回数を減らして，ビールを飲まない日はご主人とお話をしながらお茶などのカロリーが無いものを飲むことにしてはいかがでしょう？
鈴木	そうですね．ビールをやめるからといって，何か飲むのをやめないでもいいのですよね．それだったらやれそうです．ところで，ビールを飲む時はちょっとしたものをつまみながら飲むのですが…．主人は食事をしながら飲んでいるので，私も口さびしくなっておかきとかを食べてしまいます．これは続けてもいいですか？
管理栄養士	鈴木さんは先ほどお食事は和食中心だとおっしゃいましたよね．和食は案外塩分が高くなりがちです．そして，お酒のおつまみになるようなものも味が濃いものが多いので，塩分の摂り過ぎが心配です．塩分の摂りすぎは血圧を上げる原因の一つです．しかし，塩辛いものの代わりに甘いものを食べるのもお勧めできません．そこで，この際，おつまみをやめてみるのはいかがでしょうか？
鈴木	そうですね．和食は塩分が高め…確かに醤油や塩をよく使います．そして，塩分を取りすぎると高血圧になるとテレビで見たことがあります．おつまみをやめたら，食べては飲み，飲んでは食べ…をやめられそうなので，ビールを飲む量も減らせるかな？一度やってみようかな？
管理栄養士	鈴木さん，ご自分の飲酒の「くせ」によく気がつかれましたね！素晴らしいです．
鈴木	そうですか（ちょっと嬉しそうに）？ところで，夕食後にお腹が空いたり，何か食べたいと思った時はいつも果物を食べるようにしています．これって私が太っていることと何か関係がありますか？
管理栄養士	自分の食事が健康や身体の状態に影響していることに気づかれたのですね！そして，鈴木さんは果物を食べる習慣があるのですね．これは大変良いことです．続けていただきたいです．しかし，果物の摂り過ぎや食べる時間によって中性脂肪を上げてしまうことがあります．果物は朝食の時や間食として夕食までに食べるのが一番良いと思います．そして，夕食後に本当はお腹が空いていないけれど，なんとなく…これも「くせ」のように食べてしまうことはありませんか？
鈴木	えっ．果物で中性脂肪が上がるのですか？果物は脂肪が入ってなくて身体にいいものだと思っていたので，夜の遅い時間でもたっぷり食べていました．なんとなく食べる…確かにそうかもしれません．こういった「くせ」が重なって，私は食べ過ぎていたのですね．私はそんなに食べていないのに太ると思っていましたが，なんとなく納得しました．でも，ビールにおつまみに果物をやめる？…できるかな？？…やらないと血圧も脂肪も，体重も減らないのですよね…．
管理栄養士	一度にいろいろな習慣を変えるのは難しいですよね．生活改善は続けることが大切なので，やれることから少しずつやっていきませんか？鈴木さんができそうなことは何ですか？
鈴木	では，ビールを週に2回にして，おつまみを減らすようにしてみます．その代わり，果物は朝食の時に食べることにします．いきなり「食べたり，飲んだりをやめる」というわけではないので，これならできそうです．
管理栄養士	わかりました．自分に合った目標が立てられて良かったです．また，一緒に運動，鈴木さんの場合は日常の中で身体を動かすことを増やせばより効果的で，体重も減ってくると思います．
鈴木	会社でエレベーターを使わずに階段を使うなどでもいいですか？会社は3階にあるので，それくらいならできそうです．
管理栄養士	階段の昇り降りはいい運動です．とっても良いと思います．では，鈴木さんのお話をうかがって，ビールを飲む機会と量を減らす，果物は朝食時に食べる，会社でエレベーターを使わずに階段を使って身体を動かす機会を増やす，を生活改善の目標にしても大丈夫ですか？
鈴木	大丈夫だと思います．早速，今日からやってみますね!!

課題c：表5.1を参考に，テーマを決めて，管理栄養士・クライエントになったつもりで相談ロールプレイをしよう（60分）

①グループを作り，カウンセラー（管理栄養士）役1名，クライエント（学習者）役1名，観察者＿＿＿名とする．

②クライエント：相談したい内容を決めておく．カウンセラー役：聴く態度に留意すると同時にクライエントに何か一つでも行動目標をもってもらえるように何に気をつけて相談を進めるか考えておこう．

③ロールプレイを10分間行う．

④ロールプレイ後，3分間でフィードバックシート（ワークシート5.1）に書き込む．

⑤カウンセラー役は，聞いた感じを，クライエント役は話していてどう感じたか伝え，観察者は，カウンセラー役，クライエント役に対する感想，気づいたことをそれぞれ1分間フィードバックする．

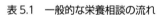

表5.1　一般的な栄養相談の流れ

展開	ポイント	ポイント詳細（言葉かけ例）	技法
挨拶 自己紹介 面接内容の確認	・自己紹介 ・雰囲気づくり ・面接（指導）の目的を述べる	・○○さん，こんにちは． ・私は，（管理栄養士）の「○○」と申します． ・お食事でお困りのことがあるということで，お話を聞かせていただきますね．	・かかわり行動（相手の気持ちを考える）（信頼関係）
学習者の状況確認	・学習者の準備性，理解力，意欲の確認 ・これまでの生活習慣のふり返り ・現在の生活習慣，健康状態の確認 ・気づきのうながし ・習慣改善のメリットを述べる ・できていることは褒める	・どのようなことをお困りですか． ・そのことについてどのように感じられていますか． ・今までにご自分で工夫や努力をされたことはありますか． ・今，健康のために気をつけていることはありますか． ・○○な習慣を…のように変えると△△が～～となりますよ．	・開いた質問 ・準備性を見極める ・セルフエフィカシー（自己効力感）を評価する ・傾聴 ・励まし
問題点の把握と共有，明確化	・学習者の理解の確認 ・問題点は具体的で学習者と指導者のイメージが共有できるもの ・生活全般を視野に入れる	・お忙しかったのですね． ・それは大変でしたね． ・△△で◇◇◇になったのですね． ・それは～～いうことですか． ・いままでのお話は，まず～で，そして・・・ですね． ・○○さんのお話をうかがって，～だから～～だったのですね．	・共感 ・繰り返し ・明確化 ・要約 ・受容
行動目標の設定	・自己決定への促し ・行動化への意識づけ ・実行，継続可能な目標 ・社会資源，媒体などの紹介	・努力すれば約70％達成できる目標にする ・今，大事と思うことと関連づける ・具体的な目標を提案して選択させてもよい ・……ということでいかがですか．無理はないですか．	・共感 ・受容 ・繰り返し ・明確化 ・要約　｝適時使う
支援の確認	・支援形態の確認 ・継続フォローの重要性の説明と了解	・次回の支援方法，期間（日時），提出物の確認	

ワークシート 5.1 ロールプレイ・フィードバックシート

カウンセラー（管理栄養士）役：
何に気をつけて聴こうと思いましたか（目標）
その点に関して実際取った行動や態度はどのようなものでしたか
反省点：
その他：

クライエント（学習者）役：
カウンセラーに対してどう感じましたか（良かった点） それはカウンセラーのどのような行動や態度からそう感じましたか
カウンセラーに対してどのように感じましたか（改善点） それはカウンセラーのどのような行動や態度からそう感じましたか

観察者：
カウンセラーの良かった行動や態度はどのような点でしたか
カウンセラーの改善したほうが良い行動や態度はどのような点でしたか

5.2 コーチング理論を取り入れた栄養教育の組み立て

ねらい●「理解できる」から「続けられる」を実現する支援方法の実例を学ぶ.
①コーチング理論を取り入れた行動変容意欲の見極めと対処法について学ぶ.
②健康づくり環境に合わせた支援アプローチの最適化について学ぶ.
③行動変容意欲の違いによる目標と計画内容の設定方法について学ぶ.

A. 事前学習 (20分)

課題a：次のコラムを読み，コーチング理論の1つであるGROWモデルについてまとめよう

コーチング理論による栄養教育のポイントは，学習者が持っている健康づくりに対する実現力（対処能力）を，コーチング理論を活用して引き出し，増やしていくことで，中長期的な目標到達を可能にすることである．特に，変容意欲が低い学習者に対しては，初回面接の導入部分の情報のやり取りが重要で，コーチング理論を活用することで中長期的に良い成果に導くことができる．

【支援者が目指す健康づくり支援の流れ】
「認知変容」 → 「行動体験」 → 「行動変容」 → 「習慣獲得」

- 支援者が実践する栄養教育で最も重要なことは，学習者が望ましい生活様式や最適な方法を「理解できる」だけではなく，実際に「続けられる」を実現する支援を行うことである．
- 支援者が学習者の行動変容の必要度合いや生活環境，健康づくりに対する考え方などの「健康づくり環境」の見極めが必要になるため，事前にさまざまなアセスメント（カンファレンス）を行うことが望ましい．
- 支援者は，学習者のアセスメント結果に基づき，介入負荷や順序を整理しながら，適切な支援アプローチを組み立てる．
- 目標設定や行動計画の立案には，行動変容意欲だけでなく，学習者の健康づくり環境や性格などの心理面も考慮しながら設定していく．
- 自身でコントロールできないような生活環境で健康づくりを実施している学習者の場合は，目標や計画はもとより，介入方法や強度も臨機応変に対処し信頼関係を維持・向上させていくことが重要になる．
- 行動変容意欲が低い学習者については，学習者間の信頼関係の構築を重視することで，中長期的に結果が得られるケースが多い．

GROWモデルの特徴			
	和・英	説明	栄養教育時の具体的な質問案
G			
R			

O		
W		

B. 実習 (100分)

課題b：学習者の意欲を見極める質問が，シナリオ中に12箇所設定されている．そのうち3箇所を書き出し，グループ（またはペア）で話し合おう（30分）

セリフ番号	意欲を見極める	得られた回答から考えられる学習者心理（背景）

設定「行動変容意欲が低い学習者に対する初回面接の導入アプローチ」

　行動変容意欲が低い学習者　伊藤さん：40代男性，BMI：32.0，特定保健指導における積極的支援該当者（飲酒・喫煙あり），家族構成：妻・子（12歳男児・7歳女児）同居

　事前調査票から，健康診断は毎年受けているものの，健康づくりに対して本人のやる気は見られない．優しめの支援スタイルを希望．

(管理栄養士：管　学習者：学)

初回面接の会話例（約30分のうちの12〜15分くらい）	ポイント
管1：こんにちは．はじめまして．本日はお忙しい中，お越しいただきましてありがとうございました．本日担当させていただきます管理栄養士の〇〇です．本日は前回の健康診断の結果を受け，伊藤さんのお身体の状態と今後の対策など「伊藤さんに合った健康づくり」について一緒に考えてみるお時間を用意させていただきました．30分ほどの短い時間ではありますが，よろしくお願い致します．	初対面の印象は，お互いとても大切．明るく優しく清潔感を持った雰囲気で迎える．お仕事の合間に，夜遅い時間に，足下が悪い中，暑い中…など労いの言葉も入れると良い．
学1：ああ，どうも．よろしくお願いします．	はじめのレスポンスは重要．表情や声のトーンなどから，健康づくりに対する「受け入れ」「拒絶」の情報を掴む．
管2：さて，早速ですが，本日お越しいただいた理由はなんですか？	意欲の確認を行う．
学2：上司に言われたので来ました．	受け身で後ろ向きな発言．「家族からの勧め」も同じだが，「来たのは自分の意志では無い」と表現している学習者は，真意を見抜くために関連質問を用意しておく．
管3：あ，そうだったんですね．上司の方からは何と言われたのですか？	少し掘り下げた質問で，真意に迫る．
学3：上司からは，「太っているし，検診結果にいつも指摘箇所があるので，一度，ちゃんと教えてもらえ」と言われました．	上司の指摘と自分が参加しようと思った理由にある程度シンクロする部分があったので，行動になったと理解する．

管4：なるほど．何か自覚症状はありますか？	自分が参加しようと思った理由に迫る．
学4：いや，全くありません．	「全く」と言う単語があるので，強い否定と判断．前向きに取り組まない理由を，自覚症状がないことに向けるイメージもある．
管5：そうなんですね．では，上司の方からのススメがあり，伊藤さんも，一度行ってみるかと，足をお運びいただいたというわけですね．	来た理由は，「あくまで上司からの勧めで自分の意志ではない」ことを再確認．自分以外に責任を分散させることで，うまくいかなかったときの気持ちを楽にする効果も．
学5：はい．なんでも，上司の知人が最近心筋梗塞で入院したみたいなので，今回はかなり強く言われ，気乗りしなかったのですが，仕方なく来ました．	「気乗りしませんが，仕方なく来ました」には，気恥ずかしさを隠していることも．
管6：承知しました．そのようなお気持ちの中でお越しいただき，ありがとうございました！でも，ほんとに良い機会だと思いますよ．その一歩を成果につなげていきましょうね．	乗り気ではないのに来てくれたことに感謝する．来た理由は問わないことで，健康づくりの取り組みがうまくいかなかったときの逃げ道が用意してあるイメージを与える．
学6：あ，いえ，まあ….自覚はないですが「自分のため」なんでしょうからね．	パッとしないレスポンスには，想定外のこちらの対応にポジティブな「おや？」という心理が働いていることも．「心を開いても良いのかも」というニュアンスが含まれることもある．
管7：そうですね．何より自分自身のため，家族のため，早めに気づいて対処していただくことがとても大切ですね．今日，ここで伊藤さんにお目にかかれましたので，対処のきっかけになれば嬉しいですね．…いや，きっかけですので，大切にしていきましょう．（笑）さて，その健診結果ですが，伊藤さんは結果をご覧になって気になるところはありますか？	「少しはわかっている」というポジティブなレスポンスを見逃さず，その考え方をさらに引き出し膨らませるよう，少し補足しておく．取り組み意欲が少ないと思われる場合，この取り組みがあくまで健康づくりの「きっかけ」であることを伝え，入り口を広く見せておく．健診結果は客観的な数値のため，数値が持つ力が強いので，学習者の受け取り方に配慮して，情報の伝え方に気をつける．いわゆる「おどし」は，「優しめ」の支援希望者には逆効果の場合が多い．遺伝的なリスクだけでなく，生活スタイルや環境が似ているリスクもあることも把握しておく．
学7：うーん，体重は増えているけど，毎年のことなので，「またか」といった感じですかね．父親が糖尿なので，血糖値が上がってきているのは気になっているかな．ただ，特に支障はないし，何もやる気はしないですけどね．	
管8：なるほど．確かに血糖値（空腹時血糖やHbA1c）の数値が少しずつ悪くなっているようですね．それと，血糖値同様，中性脂肪やコレステロール，肝臓の数値が悪くなってきているようですが，思い当たることはありますか？このへんの数値が健診結果で気になるところですね．この数値なら，早期対処で十分に改善できると思います．	現在の学習者の身体状況を解説する．リスクを伝えるが，早期対処で十分に改善できる可能性があることも理解してもらう．
学8：あ，そうみたいですね．うーん，思い当たるねえ…暴飲暴食ですか？	自ら原因と思われる問題行動の共有については，真意の確認をしてから，後の支援で活用していく．
管9：あ，思い当たりました？（笑）少しその「暴飲暴食」についてお聞かせいただけますか？	少し掘り下げた質問で，真意に迫る．
学9：いやいや，そんな頻繁にしてないですよ．	直ぐの否定は，課題の核心に迫る拒否の表現である場合も．以降の応対で真意を総合的に判断する．
管10：あ，大丈夫ですよ．わたしも暴飲暴食することありますので心配ご無用です．（笑）今日は，健診結果で気になるところを，伊藤さんの「健康づくり環境」に合った無理のない方法で改善していくために，一緒に考えていく取り組みですので，ご理解いただければと思います．何より，今の生活を大きく変えるような制限は辛いですよね．逆の立場ならそう思いますので．（笑）	対面で言いにくい人にも配慮し，介入強度「厳しめ」「優しめ」の希望は事前に確認しておく．
学10：あ，はい．やる気はあんまりないですけどね．	「やる気はあまりない」は，厳しい制限を回避したい気持ちの現れの場合も．
管11：承知しました．これから6か月間で「きっかけをつくる」くらいでも大丈夫ですので，ゆっくり焦らずにいきましょう．（笑）ところで，伊藤さんはこれまでダイエットなどを含め，健康づくりをしたことがありますか？	たびたび出てくる否定的なメッセージに配慮し，出だしのハードルの高さをできるだけ低くして，健康づくりの一歩を踏み出しやすくすることで「続けられる」を学習者に近づけておく．
学11：はい．全くないです．	「ない」ではなく「全くない」は，健康づくりに対する不安や恐怖とも感じとれる．
管12：なるほど．ご自身の健康づくりで何か取り組みにくい理由はありますか？	不安や恐怖を含め，取り組みにくい理由を深掘りしてみる．
学12：うーん，食べることが好きで，動くことが嫌いなことかな．性格的に飽きっぽいし，何事も続かないですね．	事実情報として真意を確認したうえで活用する．
管13：あ，わたしもそういうところがあるので，気持ちわかります．（笑）ただ，健康づくりは見方を変えるととても簡単ですので，わたしたちが実践する方法をお伝えしますね．ほかに，取り組みにくい理由として，ご自身でコントロールできないようなことや，生活内容の大きな変化などはいかがでしょう？	ネガティブ情報の後のレスポンスはとても大切．このケースの場合は，専門家でも同じだということで目線レベルを合わせ，学習者の問題行動に責任追及をしないことを共有しておく．また，ここ最近，生活内容が大きく変わったり，新たな心配事やストレスがある場合，健康づくりを無理に進めない選択も中長期的にメリットになることも．

学13：あ，そうなんですか．いや，ほかに理由はないと思います．あくまで自分の問題かと．	パッとしないレスポンスには，想定外のこちらの対応にポジティブな「おや？」という心理が働いていることも．「心を開いても良いのかも」というニュアンスが含まれることもある．
管14：承知しました．今回，上司の方からのススメでお越しいただいたということですが，今回の機会に健康づくりに取り組んでみようかなあ，というご自身の気持ちは10点満点で何点くらいでしょうか？	具体的に健康づくりに対する取り組み意欲を数値化する．
学14：うーん，2～3点くらいかな．必要性を感じないので，気持ちが向かないですね．仕事も忙しいし，やり方もわからないので．	評価に至った理由付けをしていることから，言い訳によって正当化していることも考えられる．
管15：お，2～3点ありますね！その2～3点を大切にしていきましょう．（笑）では，これから半年ほどご一緒できますので，気になっていた血糖値の改善を中心に，血液中の脂肪のバランスや肝機能についても，無理なく改善できるよう支援させていただきますね．	見方を変えて気持ち（実現力）を引き上げるアプローチで様子を見る．
学15：あ，はぁ…．	提案後の気のない返事は，提案を受け入れにくい気持ちの表れが強く，変容意欲が低いことがわかる．話題を変えて総合的に実現力を引き上げるアプローチを狙う．
管16：では，生活環境について少しお聞きしたいのですが，事前にご記入いただいた調査票を拝見させていただいたのですが，お仕事もお忙しいようですね．時期や季節などによって業務量に変化がありますか？営業事務とは，内勤でしょうか？	日常生活の内容確認を多面的に行う．ポイントは，障害と思われることを「自分でコントロールできることかどうか」を見極めること．
学16：まあ，特に業務量に変化があるというわけではなく，いつも忙しい感じです．営業事務なのに外勤もあり，部下の育成も大変．	大半の学習者は，仕事を含め日常生活が「忙しい」と答えている．回答内容から仕事や職場のストレスの蓄積度合いも確認する．
管17：なるほど．なかなか大変そうですね．お仕事は土日休みですか？	週末に健康づくりを実施する可能性を模索．
学17：はい．土日休みですが，完全週休2日制なので，平日に祝日が入ると土曜日は出勤になります．	
管18：今のお仕事の勤務時間はいかがでしょう？9～18時ですか？	平日の健康づくりの時間確保が可能か確認．
学18：はい，一応，勤務時間は9～18時なんですけど，いつも会社を出るのは20時くらいですかね．	回答内容から，平日に新たに健康づくりの時間を設けられる可能性が低いことを確認．
管19：あら，お忙しいですね．疲れは溜まっていませんか？平日に早く帰れる日はありますか？	疲れやストレスに対する確認．
学19：いつも疲れてますよ．（笑）平日に早く帰れる日は，ほぼ無いですね．	疲れが溜まっている可能性があることを確認．学習者から発信される会話中の「笑い」には，共感して欲しいことの表れであることが多く，親近感を得るために見逃さない．
管20：あら，疲れが溜まっていますか．ストレスは大丈夫ですか？しっかり寝られていますか？	ストレスについて少し掘り下げた質問で真意に迫る．
学20：まあ，いろいろなストレスも溜まってますよ．そりゃあね．（笑）ただ，睡眠は取れてると思いますが．	ストレスが溜まっていることを確認．ストレスの内容については，学習者の雰囲気や表情などを確認し，臨機応変に対応していく．
管21：なるほど．ストレスは溜めたくないですね．ストレス発散の方法はありますか？	ストレス発散や回避の方法の共有に努める．健康づくりの「ご褒美」として使える情報につながることも．
学21：うーん，どうかな…．	
管22：なにか，好きなことや楽しめること，リラックスできることはありませんか？	情報の引き出しを促す投げかけ．
学22：時間が無くてやっていないけど，魚釣りは好きかな．	学習者が感じる「心地よい活動」は今後の継続支援でも活用できる可能性あり．
管23：あ，いいですね．わたしも魚釣りは好きです．海ですか？川ですか？	出てきた情報を少し掘り下げてみる．
学23：海です．昔は良く防波堤でサビキをやってましたよ．	学習者が話題に乗ってくるようなら，こちらも少し乗っていくことで，親近感を増やせることがある．
管24：海ですか！いいですね～．どの辺に行かれていたんですか？わたしも良くオキアミ使ってサビキやってましたよ．	支援者はさまざまな引き出しを持っていた方が，支援活動に有利に働くので，情報のアンテナを広げておくことが大切．
学24：三浦半島とか伊豆半島とか．もう行く時間も元気もないですけどね．	具体的な名称が出た場合，情報共有が出来れば，さらに親近感を増やせるチャンスと捉える．
管25：あ，わかります．わたしも時間が無いので，近所の釣り堀で我慢しています．あ，釣り堀も良いですよね．	共通点の模索． 学習者からの共感を得られれば，ある程度の親近感の醸成ができたと考える．
管26：そうそう，釣りはウキを見つめて無心になったり，魚がヒットしたときの感触が良いですよね．あ，すみません，脱線しました．（笑）ところで，今はお休みの日はどんなことをされていらっしゃるのですか？	学習者との親近感を増やすための脱線は必要と考える．今後の信頼関係や継続意欲にプラスになる場合がある． 学習者が心地よいと感じることができる時間をどこで用意できるか確認．

学25：休みは基本的に充電だと思って，家でゴロゴロしてます．（笑）それか，家族と買い物に行くくらいかな．	現状では，休日もリフレッシュ実施が難しい可能性．
管27：あ，気持ちはわかります．（笑）買い物は車で行かれますか？	積極的に学習者との共通点を見いだし，距離を近づける工夫を．買い物というキーワードから，健康づくりの「動くこと」の目標設定に向けた情報収集を行う．
学26：はい．車です．	自転車や電車でも，健康づくりに役立つ身体活動になるよう工夫する．
管28：なるほどなるほど．（笑）やはり駐車場は入り口近くにスペースがあるとラッキーと思う方ですか？	一例として「駐車場から店内までをも健康づくりにする」工夫を提案．
学27：はい．そのとおりです．まず入り口付近から探します．	入り口付近に駐めたいという行動は，一般的であることを想定しておく．
管29：ですよね．（笑）ショッピングセンターの駐車場は，店内入り口近くから埋まっていきますので，入り口近くのスペースが空いたりするとラッキーと思いますよね．わかります．でも，見方を変えて，入り口から遠いスペースに車を止めて歩ければ，エクササイズになりますよ．新たに健康づくりのために時間をつくらなくて済むのでオススメなんですよ．	多くの人が店内入り口付近の駐車場の確保を競い合うので，具体的に見方を変える提案を実施．
学28：はあ，なるほど．	反応を確認．
管30：是非，今度試してみてくださいね．店内入り口に遠いところにしかスペースが空いていなくても，「ま，いいか」という気持ちになれますよ．（笑）その際，背筋を伸ばして，歩く姿勢も良くしていただければさらに効果が高まりますので，オススメです．食料品の買い物はカートだけではなく「カゴ持ち」もトライしてみてくださいね．	強い拒絶でなければ，さらに姿勢を正して歩いたり，買い物でできる「カゴ持ち」買い物で，身体活動量を増やせることも提案しておく．日常生活の中で「動くこと」を意識させる．
学29：あ，はい．覚えていたらやってみます．	
管31：また，体験談を聞かせてくださいね．ところで，いろいろとお話を伺ってみて，伊藤さんの今の率直な気持ちとして，平日や休日に健康づくりのための時間を新たにつくることは可能でしょうか？	体験談を聞かせてもらう約束で，健康づくりの継続を促す．新たな健康づくりの時間がつくれるか再度確認．すでにある程度の想定はしておく．（この場合は，新たに健康づくりの時間をつくるのは難しいと想定．）
学30：あー，無理無理．忙しいし，面倒なので．	「無理無理」は強めの拒絶．
管32：なるほど．承知しました．であれば，日頃の生活を健康づくりにできるような内容から取り組んでみましょう．	新たな健康づくりの時間をつくるのは無理だと再確認．
学31：うーん…．あー，はい．	健康づくり「動くこと」に対する取り組みの反応は曖昧なので，今後の取り組み状況を注視していく．
管33：次はお食事について伺いたいのですが，伊藤さんは食べ物に嫌いな食べ物はありますか？	「食べること」について情報収集を行う．まずは，偏食があるか確認することで，摂取している食事のバランスに問題が生じる可能性を確認する．食事内容から先に確認してもよい．
学32：特にないです．何でも食べます．	偏食がなければ，食事内容の修正には全ての食品が使えることになる．
管34：あ，いいですね．では，欠食や，朝食・昼食・夕食の量に偏りはありますか？	「どか食い」の有無と摂取量のタイミングを確認．
学33：欠食もないです．夕食が一番多いです．	一般的に夕食量が多い．
管35：なるほど．朝食，昼食，夕食で普段召し上がっている食事は，どんなものが多いですか？	食事内容の確認．
学34：えー，朝はコーヒー牛乳のみ，昼は会社近くの定食屋でランチセット，夜は週3日くらい同僚と居酒屋で外食．家で食べるときは，晩酌がメインで，食べ物はおかずくらい．	内容を確認し，修正箇所を把握していく．
管36：なるほど．食事の後の満腹感はいかがですか？	日常の食事摂取量の把握をする．
学35：あ，いつもお腹いっぱいです．	
管37：じゃあ，ご飯は「大盛り」か「おかわり」をされますか？	満腹の原因を探る．
学36：はい．ほぼ「大盛り」か「おかわり」です．	主食の「大盛り」と「おかわり」が多い．今後の継続支援で，茶碗を小さくするなどして食べ方の具体的な提案もしていく．
管38：なるほど．食べる速度はいかがでしょう？	早食いもポイント．
学37：早食いです．美味しいので，ついつい．	
管39：その気持ち．良くわかります．お腹が減っていると尚更ですよね．（笑）わたしも美味しい食事を制限したくないので，ゆっくり味わって食べたり，食べる順番を変えたりと，「食べ方」を工夫しています．もちろん，意識して「腹八分目の日」をつくったりもしていますよ．試してみてくださいね．	時間があるときに「ゆっくり良く噛んで食べる」よう促す．次回までに，1度に口に入れる量の最適化を行うため，1口何回噛んでいるか数えてもらい，共有できるようにすると良い．

学38：あ，はい．	
管40：それと，お酒はいかがでしょう？	アルコールについても確認する．
学39：ほぼ毎日飲んでいます．	頻度確認．
管41：1度に，どんなものをどのくらい飲みますか？	量と種類を確認．
学40：そうですね．ビール中ジョッキ2杯，ハイボール3杯くらい，あとは日本酒…ですかね．	アルコールは摂取量や摂取頻度が高い場合が多いが，嗜好品の場合，唯一の楽しみである場合も多く，情報提供の仕方に気をつける．
管42：なるほど．この量をほぼ毎日ですね．量が多いですね．健診結果で肝機能が弱くなっているようなので，気になりますね．まずは休肝日を取るか，摂取量を減らすことは可能ですか？	あくまで現在の身体の状態とアルコール摂取量から改善方法を選択してもらう．
学41：うーん，飲み過ぎが身体に悪いのはわかっているのですが，お酒は仕事終わりの〆なので平日は欠かせませんね．休肝日より，摂取量を減らす方がましかも．	「摂取量を減らす方がましかも」は学習者が持っている実現力向上につながる可能性があるため，尊重しつつ，状況を見ながら摂取量の減らし方についても提案していく．
管43：なるほど．ではまず，摂取量を減らしてみることから体験するために，ハイボールを薄めにつくったり，氷を沢山入れたりと，アルコールそのものの摂取量を減らすよう工夫してみましょう．ところで，間食はいかがでしょう？甘い物は召し上がりますか？	アルコールの摂取状況については，継続支援で随時確認していく．甘い物についても確認する．
学42：休みの日だけ．ゴロゴロしているときに食べます．	頻度確認．
管44：どんなものを，どのくらい召し上がりますか？	量と種類を確認．
学43：あるものなら何でも．妻が買ってきたお菓子が多いですね．チョコレート系ですかね．スナック菓子だと袋半分くらいかな．炭酸ジュースなどを飲むこともあります．	チョコレート系，スナック菓子，炭酸ジュースを摂取していることを記録しておく．
管45：なるほど．召し上がる時間は日中が多いですか？	時間帯を確認．
学44：そうですね，時間は昼食後くらいかな．たまにお酒のつまみとして，夕食後にも食べます．	夕食後の摂取内容は継続支援でフォローしていく．
管46：なるほど．色々とお聞かせいただきありがとうございました．さて，これまでのお話をまとめていきますね．これから6か月間，伊藤さんの健康づくりを支援させていただきますが，伊藤さんはお忙しいようですので，新たに身体を動かす時間をつくったりせず，厳しい食事制限もしない方法で健康づくりの第一歩を踏み出してみるのが良いと感じていますが，いかがでしょうか？	情報を整理してまとめ，学習者の健康づくりの方向性を示す．取り組み意欲が低い学習者の場合，コーチング理論を活用して，学習者が持っている「実現力」を引き出すことで「意識の継続」を促す．
学45：ま，そうですね．それなら良いかもしれません．	承諾が得られれば具体的に目標設定・計画立案に．
管47：ありがとうございます．ただ，せっかくの機会なので，目標を設定して到達できるよう支援させていただきたいのですが，ご自身で健康づくりの目標にしたいことはありますか？体重でも良いですし，健診結果でも良いですよ．	健康づくりの目標設定は学習者の希望を確認する．
学46：あ，まずは体重ですかね．	具体的に出てきた希望を尊重する．
管48：そうですね．良いアプローチだと思います．体重はどのくらい落としたいですか？	減量の数値はこちらで調整する場合が多い．
学47：うーん，半年でしょ？20 kgくらいかな．	
管49：なるほど．気持ちは受け取りました．でも，わたしたちはダイエットをするのではなく，健康づくりの一環として体重調整を行いますので，1か月1～2 kgくらいを目安にしていますので，まずは5～8 kgくらい体重減少を目指しましょう．	ダイエットではないことを認識させる．
学48：あ，そんな程度で良いのですか？	沢山の減量を想像している方が結構多い．
管50：はい．わたしたちは一時的に体重を急激に落とすことが目的ではなく，自分に合った適切な健康づくりを体験し，結果的に体重が落ちていくことを目指しているので十分なのです．特に，メタボ体型の方が自分に合わない「いわゆるダイエット」をしてしまうと逆に体調を崩してしまうこともあるので，注意が必要です．	改めて今回の健康づくりに取り組む目的を共有しておく．
学49：そうなんですね．では目標8 kg減で．	数値目標が共有できた．
管51：はい．承知しました．では半年で8 kg減らす方法ですが，わたしたちは「食べること」「動くこと」「楽しむこと」で体重を調整していきます．ポイントは今の生活を大きく変えないでできることから取り組むことです．	具体的な減量方法を事前に共有し，今の生活を大きく変えないで取り組める内容から実践していくことを伝える．変容意欲の低い学習者については，健康づくりのハードルを低くし，まずは体験してもらうことが重要．

学50：なるほど．	学習者の逃げ道「●●さんはお忙しいご様子ですので」を用意しておく．目標設定や計画立案は，学習者の取り組み状況や結果を把握しながら，随時変更していくことで，「続けられる」を実現していく．
管52：伊藤さんはお忙しいご様子ですので，これから日常生活の内容を詳しく伺い，普段の「食べること」「動くこと」を，少し見方を変えることで，健康づくりに役立つ行動に変えていきたいと思います．そして，ご希望に応じて「楽しむこと」も用意して，一緒にゴールを目指して支援させていただければと思っておりますので，よろしくお願いしますね．	
学51：あー，わかりました．	パッとしない反応であるが，継続支援時に改めて意識の確認とフォローをしていく．
管53：ここでお目にかかれたのも何かの縁ですし，せっかくの機会ですので，体験してみる気持ちで結構ですので，気楽にいきましょう．	「続けられる」は，実際に体験することで，実現できること．まずは，取り組みやすい環境を用意し，見方を変えることで日常生活を健康づくりに変えていく方法を，焦らず一緒につくっていく．
学52：あ，はい．	
<目標設定・計画立案へ>	

課題 c：環境に合わせた支援アプローチの実現のための情報を学習者から引き出す質問が，シナリオ中に13箇所設定されている．そのうち3箇所を書き出し，グループ（またはペア）話し合おう（20分）

セリフ番号	取り組み環境を見極める質問	得られた回答から考えられる学習者心理（背景）

課題 d：学習者の状況を見て，その人に合う目標を設定するにはどうしたらよいか話し合おう（20分）

課題 e：シナリオにそったロールプレイをしよう（30分）
学習者と管理栄養士の役を交替でロールプレイし，それぞれの役で感じたことを書き出そう．

C. 評価 (30分)

初回面接チェックシートで確認し，それぞれの感想をグループで話し合い，発表しよう．

初回面接チェックシート

【導入】
- □ 1 自己紹介をし，学習者の名前を確認した
- □ 2 今日の面接目的を説明した
- □ 3 学習者が面接目的をどう理解しているか確認した

【確認】
- □ 4 体調（主観的状態など）を確認した
- □ 5 体型をどう思うかを確認した
- □ 6 健診結果をどう思っているかを確認した
- □ 7 将来の健康リスク（糖尿病や動脈硬化性疾患など）を説明した
- □ 8 現在の食・生活上の努力や取り組みを確認した
- □ 9 学習者の努力を評価した
- □ 10 健康づくり環境のアセスメントを実施した

【動機付け】
- □ 11 食・生活改善への意欲や考えを確認した
- □ 12 4％の減量や10分多くからだを動かす効果を説明した
- □ 13 習慣改善により，すぐに得られる副次的効果が期待できることを説明した

【目標設定】
- □ 14 学習者のやる気に合わせた適切な対応ができた
  （目標設定，積極的になれない理由の確認，現状維持の勧め，など）
- □ 15 学習者が実行できそうなことを，目標として設定できた
- □ 16 モニタリングの意味と効用を説明した
- □ 17 障害となる事柄や，積極的になれない理由，その対処法などを確認した
- □ 18 やる気のない場合には，生活スタイルやリズムを大きく変えずにできそうなことを提案した

【全般】
- □ 19 学習者の名前をきちんと用いて話した
- □ 20 学習者の自発的な発言を促した

【初回面接後の学習者のステージ（実施者の主観）】
- □ 無関心期（前熟考期）　□ 関心期（熟考期）　□ 準備期　□ 実行期　□ 維持期

【その他 気づいた点】

[資料：日本健康教育学会サイト，脱メタボリックシンドローム用食・生活支援ガイド（生活習慣病対策における行動変容を効果的に促す食生活支援の手法に関する研究：主任研究者 武見ゆかり，平成23年度）より改変]

D. 発展 (30分)

継続支援（中間面接）での以下のシナリオをよく読み，クライエントが継続できるようどのような支援をしているかグループでディスカッションしてみましょう．またロールプレイを自由に行ってみましょう．

中間面接（支援開始から3か月後）の会話例（約30分のうち冒頭部分）	ポイント
体重（体組成），腹囲測定（3～5分）	
管：こんにちは！お久しぶりです．本日はお忙しい中，お越しいただきましてありがとうございました．改めまして，本日も担当させていただきます管理栄養士の○○です．その後，体調などはいかがですか？	挨拶などの投げかけから，学習者の表情や応答を確認する．これまでの継続支援の結果から，申し送りの内容を必ず確認しておく．
学：あ，どうも．お久しぶりです．特に体調も問題ないですね．	学習者の雰囲気を確認する．
管：それは何よりですね．本日はこれまでの取り組みの感想などを含めて率直な情報交換ができればと思っております．30分ほどの短い時間ではありますが，よろしくお願い致します．	今日の主旨を説明し，学習者と共有する．
学：はい．わかりました．	
管：さて，これまで3か月間続けてみて，率直な感想はいかがですか？	まずは取り組みに対する率直な感想を，開かれた質問で引き出してみる．（回答内容だけでなく，表情や雰囲気などに注意）
学：そうですね，あまりできてないですね．ただ，意識は向くようになりました．	ネガティブな内容には謙遜が隠れていることも．
管：あら，出来てないと感じているんですか？意識できていると自覚できるのは素晴らしいことですよ．「あまりできていない」と感じられるとのことですが，思い当たる理由はありますか？	ネガティブな内容を指摘するより，できていることを褒める方が良い．ネガティブな内容に至った理由を確認する．
学：うーん…，出張続きで忙しかったし，きちんとできなかったきがするからです．	きちんとできていない理由（言い訳）を確認する．
管：なるほど．でも，行動記録も毎月提出していただいていますし，丁寧な記録から，わたしたちはむしろ一生懸命に取り組んでいる様子を感じ取っていましたよ．ストレスなどかかりすぎていませんか？	自分自身でコントロールできない事象が理由に挙がった場合，まずは自分自身でコントロールできたことを評価する．取り組みによる必要以上のストレスがかかっていないか，感じ取るようにする．
学：いやいや，結果も出てないですし…．計画が簡単なことなのでストレスも特にないですね．	
＜これまでの提出物の内容を一緒に確認する＞	
管：（できた箇所を指さしながら）このあたりは上手に取り組めていますね．上手に取り組めた理由は何だと思われますか？	自身で振り返りをさせる．表情の変化も確認しておく．
学：うーん，少し意識が向いてたのかな…電話での話が残っていたので．	
管：なるほど．会話の記憶が残っていたとは嬉しいですね．取り組んでみていかがでしたか？	ポジティブな結果はしっかり褒める．こちらの感情を伝えると有効なことも．
学：そうですね，少し難しかったですが，ちょっと頑張ってみました．	
管：素晴らしい！	些細な努力も見逃さない．
学：ま，そんなに負担にならなかったので．	
管：取り組みが続けられたのはとても立派なことですよ．まずは意識を継続させることから取り組んでいきましょう．	意識を継続させ，結果につなげられるように配慮する．
学：はい	
管：（できなかった箇所を指さしながら）このあたりでは上手く取り組めなかったようですが，思い当たることはありますか？	ネガティブな結果に対する理由を聞く際は，一緒に解決をしていくという姿勢で，投げかける言葉を慎重に選ぶ．
学：仕事が忙しかったからですかね．	
管：なるほど．お仕事が忙しくて時間がなかったということですね．	
学：はい．	
管：意識はいかがですか？	取り組めていなくても，意識があれば次の機会を伺う．
学：意識もできなかったですね．上司とのストレスも強かったですし．	意識が無い場合，意識が向かない理由を尋ね，計画変更などの対処をすると良い．
管：あら，ストレスもあったんですね．それは大変でしたね．	ストレスが取り組めなかった一因になっている場合，共感し，ストレスの程度を確認する．
学：はい，かなりしんどかったです．	
管：そうですよね．わかります．そんな時は気分転換を優先しても良いですので，少し気持ちが楽になってきたら，また取り組みを続けていきましょう．	強いストレスがあった場合，無理に食事管理をするよりも，まずはストレスの緩和ケアをした方が効果的なことも．
管：健康づくりは続けていくことがとても大切です．伊藤さんはご自分のペースで上手に取り組めていると思いますよ．	結果が思うように出ていなくても，続けることの重要性を説く方が効果的なことも．しっかり取り組めていて結果が出ていない場合，計画が合っていないことがあるので，計画を見直すほうが良い．
学：そうですかね．	
管：お電話やお手紙でも頑張っているご様子をしっかりと感じていましたから．	むしろ，継続支援（開始から2か月後の電話支援等について）の取り組み状況（プロセス）を評価する．
学：あ，はい．	

管：逆に目標を達成するために立てた計画で取り組みにくいことはありませんでしたでしょうか？	計画内容の確認を行い，現時点での健康づくり環境に合致しているか確認する．
学：そんなことないですよ．ただ，筋トレは疲れててできないことが多かったです．	
管：なるほど．では「10分筋トレをする」という計画をかえてみましょうか．ウォーキングは出来ていますか？	うまくできていない計画は，計画変更を促すなど柔軟に対応する．
学：はい．出張先でも散歩がてら歩くようにしています．	「がてら」は生活に馴染んでいることも．
管：あ，良いですね．出張では，見るもの新鮮で，新しい発見がありますよね．わたしも出張が多いので，その気持ち良くわかります．	共感して，信頼関係を高めていく．
学：ただ，出張先で，郷土料理を食べたりするので，食事はうまく減らせていないと思いますよ．	学習者がうまく出来ていないと感じている内容を確認し，修正の必要があるかどうか判断する．
管：いや，仕事とはいえ，せっかく来たわけですから，出張先では郷土料理を楽しんでみてはいかがですか？意識が出来ていれば，食事はメリハリをつけて楽しむのも良いと思いますよ．普段の食事はいかがですか？	出張先の郷土料理を楽しむことはストレス発散にもなるので，日常生活の内容がうまくコントロールできているようなら，むしろ制限しないほうがうまくいくことも．
学：ま，普段は意識できていると思うので，そういわれると少し気が楽になりますね．	
管：はい，そうなんですよ．健康づくりをしているとはいえ，食事は楽しく食べていただきたいです．食事の量はいかがですか？食べるスピードはいかがでしょう？	食事の量を聞く際は，食べるスピードもセットで尋ねると良い．
学：相変わらず早食いですが，量は減らせていると思います．	
管：量が減らせているのは素晴らしいですね．空腹感はいかがですか？	急に量を減らすと，慣れるまで空腹感を感じることがあるため，量は少しずつ減らす方が上手くいくことが多い．
学：少しあります	
管：なるほど．食事計画の「ゆっくり良く噛んで食べる」をすると空腹感もおちついてきますので．	
学：あ，はい．気がつくと早いんですよね．	
管：（笑）でも，気がついているので前進していますよ．食事の計画は継続できそうですか．	気がついているだけでも進歩と捉え，次のアプローチにつなげていく．食事の計画について確認する．
学：はい．	
管：ウォーキングができていらっしゃるので，筋トレの代わりになるような歩き方をしてみませんか？	「ながら体操」の発想で，新たな対処法を提案する．
学：あ，はい．	
管：ただ歩くだけでなく，大股歩きをしたり，踏み込み歩きをしたり，背筋を伸ばして歩いたりと，いろいろなバリエーションを混ぜながら歩くことで筋肉への負荷が増すので筋トレの代わりにもなるんですよ．	具体的な内容を伝え，承認を得る．
学：あ，なるほど．それならできそうです．	
管：ウォーキングが続けられていらっしゃるので，ついでに負荷を増やすことで筋トレの代用にもなるので，是非，体験してみてくださいね．	健康づくりのための時間が新たに設定できない学習者には「ながら体操」をすすめる．
学：はい．	

中間面接では，提出物の確認や体重測定の結果などを一緒に振り返り，本人の希望，取り組み状況，意欲，途中結果の状態などに応じて計画変更の可否を判断していく．

コラム3　コーチング理論による栄養教育（保健指導）の実際

　ここでは，行動変容意欲が低い学習者に対して，コーチング理論を活用した支援の組み立てや実施内容の調整法などについて，臨機応変な対応が求められる実践の現場で直ぐに活用できるエッセンスを紹介した．終始，健康づくりに対する取り組みにはネガティブなレスポンスが多い学習者の場合，コミュニケーションと雰囲気づくりにウエイトを置いて，次につなげる関係を築くことを重視していくことで状況が改善されていくことが多い．コーチング理論は，カウンセリング理論と重なり合う部分が多いが，コミュニケーションによって信頼関係を構築したり，持っている能力を引き出していく理論である．学習者に信頼された支援者によって，学習者が持っている実現力（対処能力）が引き出され，さらに伸ばしていくことで，行動変容意欲がポジティブに変化したケースがたくさんある．コーチング理論によって，学習者個人の実現力を高めながら，健康づくりの取り組みのハードルを下げることで見方を変え，体験することで身体に刷り込ませ，目標設定・計画立案を適宜変更し続けていくことで，習慣獲得へとスムーズな展開が期待される．

5.3　病室訪問のシミュレーションによる栄養教育　|45| |90| |45|

> **ねらい**
> ●病室の患者へのベッドサイド訪問（以下病室シミュレーションと呼ぶ）を通して学習者を尊重した態度で接し，思いを受けとめ，適切な対応を体験的に学習する．
> ●学習者に配慮しながら栄養アセスメント技法を用いて患者の状態を適切に把握する．

個人／グループ（　　　）人で（臨地・校外実習の実習生）になったつもりで進めよう．

A. 事前学習 (45分)

準備：設定にある病室シミュレーションの場面1〜場面3のいずれかを選択する．実習生役，グループワークでのまとめ役と記録役を決める．

課題 a：病室シミュレーションに入る前に，Assessment と Plan として患者情報をもとに次の点をグループごとに話し合おう

設定　あなたは当病院で臨地実習を受けている実習生です．指導管理栄養士から平井さんを担当するよう言われて，病室で初めてお会いするところです．

【場面1】入院3日目の平井さんにどのように声をかけますか．栄養指導カルテや看護師情報も参考に考え，平井さんのお話をききに行きましょう．

A アセスメント	(1) 患者の状況や課題について考えよう．心理・生活・家族の状況などの視点も加える．
B プラン	(2) 初回ではどのような情報を集めるか．その際どのようなことに留意するか話し合おう．
B プラン	(3) 2回目，3回目の面接ではどのような情報を集めるか．どのようなことに留意するか話し合おう．
	(4) 面接の進め方や言葉がけなどを書き出しグループで話し合おう．

[患者情報] 栄養指導のためのデータベース（栄養指導カルテ）

部屋	421	氏名	（ヒライリエコ）平井りえ子	カルテNo.	0786	入院No.	15-0831	主治医	根楠戸
性別	男・女	年齢	48	生年月日	M・T・S・H ○年○月○日	職業	飲食店経営	労作強度	
住所	○○県○○市○○町 1-31					入院	H○年 ○月 ○日		
						退院	H 年 月 日		
治療食名	エネルギーコントロール食2（E 1,500 kcal・NaCl 6 g）					身長 体重 BMI	cm kg kg/m²	標準体重 肥満度	kg %
病名	2型糖尿病					主訴			
既往歴	S○年○月　高血圧 H○年○月　2型糖尿病と診断 （10年前）					現病歴	昨年暮れ頃まではHbA1c 7～8％程度を推移していたが，今年に入って急激に悪化． （入院直前）FPG 234 mg/dL，HbA1c 10％ （昨年まで）FPG 140～180 mg/dL，Hb/A1c 7～8％ 最近4か月はFPG 200 mg/dL前後と高値が続き，血糖コントロールとインスリン導入と合併症精査，糖尿病教育の目的で入院が指示された．		

検査成績	体温　（　）℃ 血圧（150/89）mmHg 総タンパク（　）g/dL アルブミン（　）g/dL FPG 血糖（　）mg/dL HbA1c（　）	T-Chol（　）mg/dL TG（　）mg/dL HDL-Chol（　）mg/dL AST（　） ALT（　） AMY（　）U/L	BUN（　）g/dL Cr（　）g/dL UA（　）g/dL 尿量（　）mL/日 尿糖（　） 尿タンパク（　）	家族歴	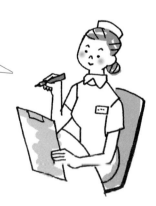 □男，○女，◎女本人．枠組みは同居を表す

入院中の処方	H○年　○月　○日　ペンフィル30 R（朝12 U，夕6 U） 　　　　　　　　　　　レベニース（降圧剤）2.5 mg

看護師情報：糖尿病は悪いと言われたのですが，症状はないそうです．ご主人は建築業に従事されていましたが，5年前に脳梗塞を起こされて現在は右手足の麻痺が残っている状態です．平井さんは，ご主人の脳梗塞発症後，生活のためお好み焼屋さんを始められたそうで，ご主人も不自由ながらお店を手伝っています．生活は不規則になりがちだったようです．入院食は全量摂取してもお腹が空く，禁酒，禁煙と言われているので口寂しいと言われ，糖尿病の治療にやる気がでないようです．

ワークシート 5.2 食事調査用紙

NEXT HOSPITAL
根楠都病院栄養科

食 生 活 状 況 報 告

カルテ番号				
氏名		明治 大正 昭和 平成	年 月 日 （歳）	
	男・女			

担当者_____

食事歴	嗜好　好（　）嫌（　）
	アレルギー　無　有・種類（　　　）
食事場所	自宅・外食・その他（　　）
調理担当者	本人・妻・母・嫁・娘・その他（　　）
運動	頻度　無　　回/日・週 時間　　　分（片道） 種類　電車・バス・自家用車・徒歩・その他（　）
外食	頻度　無　　回/日・週・月 種類　定食・麺・弁当・その他（　　）
喫煙	頻度　無　　回/日・週　本数（　）本/日
食事・嗜好品の摂取状況	菓子類	頻度　無　　回/日・週 種類（　　）量（　　　）
	コーヒー・紅茶	頻度　無　　杯/日・週 砂糖　　g　ミルク　　g
	嗜好飲料	頻度　無　　杯回/日・週　種類（　）
	アルコール	頻度　無　　回/日・週・月 種類　ビール・日本酒・焼酎・ワイン　その他（　　） 量 つまみの種類（　　　）
	漬物	頻度　無　　回/日・週 種類　　　量
	塩蔵品	頻度　無　　回/日・週 種類　　　量
	揚げ物	回/日・週・月
	炒め物	回/日・週・月
	汁物	回/日・週
	煮物	回/日・週
その他	

栄養指導経験　無　　有（　　年前）
1回の食事時間　　　　　分

普段の食事内容（糖尿病食品交換表）

献立名	食品名	数量(g)	1	2	3	4	5	6	調味料	食塩
朝（　：　）										
昼（　：　）										
夕（　：　）										
間食（　：　）										
合計										

概算摂取量
エネルギー　　　kcal, たんぱく質　　　g, 食塩　　　g

【場面2】入院5日目，平井さん役に対して，普段の食生活状況について食事調査用紙（ワークシート5.2）を用いて聞き取りを行ってみよう．

> 看護師情報：入院食は全量食べており，朝食前血糖値は130 mg/dL 前後に改善してきています．昨日の糖尿病教室の講義で学んだ食事療法に対して，少しやる気がでてきたようです．

声かけを考えてみよう

【場面3】入院9日目，平井さん役に対して，身体計測を行い（1章ワークシート1.2参照），平井さん役に結果をわかりやすく伝えてみよう．

会話の流れやポイントを考えよう

B. 実習 (90分：標準的な所要時間：1場面当たり約45分)

準備：白衣，筆記用具など．患者（平井さん）役はSP（模擬患者）または一般の方に依頼するのが望ましい

模擬病室：配置は図を参照

グループ単位で実施の場合：グループが多い場合は複数の模擬病室（各病室には教員および患者役が配置される）で同時に進行する．この場合，一連の実習時間はグループ数に応じて増加する．

代表グループが実施の場合：代表グループは他のグループの前でシミュレーションを行い，他のグループは観察する．

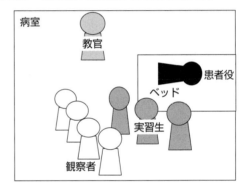

課題 b-1：模擬病室で患者（平井さん）役に対し，各場面を想定した面接をロールプレイで行い，その後意見交換を行う

① 模擬面接：ベッドサイドでのロールプレイ（場面1〜場面3のいずれか各10分）

② ①をふり返り，以下の順に意見交換を行う（35分）：進行は教官

　　1）実習生役－感想，気づき

　　2）観察者の学生－意見，感想（良かった点，こうしたらよいと思う点）

　　3）患者役からのコメント

　　4）教官からのコメント

注意点：ベッドサイドのため，全員そろっての挨拶は行わない．

　　　　模擬面接終了時は，気持ちの切り替えの意味で全員拍手する．

課題 b-2：シミュレーションノートを作成しよう

(1) 実習生役を体験して気づいたこと，学んだこと． 　　　　　　　　　　　　日付＿＿＿＿＿＿　場面＿＿＿＿＿＿

(2) 観察者の立場で気づいたこと，学んだこと． 　　　　　　　　　　　　　　日付＿＿＿＿＿＿　場面＿＿＿＿＿＿
　　（実習生役の良かったと思う点）

　　（改善点）

(3) 全体を通して学んだこと・感じたこと．

C. シミュレーション後のグループ学習 (45分)

課題 c：学習者から得られた情報をもとに，現状と課題およびそれに対する目標を整理する

学習者の意欲や生活状況を踏まえて，全体の目標や指導内容を考えよう．

（現状と課題）	（目標）
#1	#1
#2	#2

課題d：栄養指導依頼・報告書（ワークシート5.3）に教育記録を記入しよう

D. 発展

課題e：実習では臨地実習生役として面接を行ったが，管理栄養士役として各場面において指導や助言を加えながらベッドサイドでの栄養教育を行おう

ワークシート5.3　栄養指導依頼・報告書

NEXT HOSPITAL
根楠都病院栄養科

栄 養 指 導 依 頼 ・ 報 告 書

カルテ番号					
氏名	男・女	明治 大正 昭和 平成	年 月 日 （　歳）		
依頼医師		診療科		指導日時	年 月 日（ ）　時　分

医師の指示内容

栄養素等指示量	エネルギー（kcal）	たんぱく質（g）	脂質（g）	食塩（g）	水分（g）

身体計測
身長　　　　cm　　体脂肪率（％）
体重　　　　kg　　BMI
標準体重　　kg　　TSF　　SSF　　AC
腹囲（臍部）　cm
体重歴　20歳体重　　kg　　MAX体重　　kg（　歳）

家族構成

身体活動　生活活動強度　　　　　職業

栄養指導報告

栄養指導計画	指　導　内　容
	S（subjective; 主観的データ）
	O（objective; 客観的データ） 摂食量　　　kcal　たんぱく質　　g　　食塩　　g （間食　　　kcal　アルコール　　kcal）
問題リスト	A（assessment; 評価） 栄養の知識（十分ある・ふつう・乏しい）　料理の知識（十分ある・ふつう・乏しい） ライフスタイルの変容（あり・なし）　　健康の認識（十分ある・ふつう・乏しい） 健康の変化（あり・なし）　　　　　　　積極性（十分ある・ふつう・乏しい） 理解力（十分ある・ふつう・乏しい）　　家族の協力（協力的・ふつう・非協力的） 献立作成の理解度（十分ある・ふつう・乏しい）
	P（plan; 計画） 指示栄養素量　　kcal　たんぱく質　　g （　　）教室案内，（　　）記録用紙，パンフレット，リーフレット フードモデル，その他（　　　　　　）
指導管理栄養士	指導時間（　時　分〜　時　分）

5.4　生活習慣病予防の保健指導における個人栄養教育の実施

> **ねらい**
> ●学習者が，健診結果を理解できるようにわかりやすく説明する方法を学習する．
> ●学習者が，自らの生活習慣をふり返り，学習者自身が実践できるような目標設定の支援をする方法を学習する．

個人／グループ（　　　）人で（管理栄養士・栄養士・臨地実習の実習生など）になったつもりで進めよう．

A. 事前学習（60分）

課題a：現在の保健指導システムについて，以下のポイントを調べてみよう

(1) 学習者の選定，階層化

(2) 支援形態

(3) 支援の内容

(4) 面接時に留意すべきこと

課題b：病院の健康管理センターでの保健指導を想定し，設定学習者情報をもとに次の点をグループワークで話し合おう

(1) 学習者の支援レベルを判定しよう．

(2) 初回面接で使う資料（教材）を次のポイントで準備しておこう．
　①病態の理解
　②動機付け
　③行動目標や行動計画

[学習者情報]

氏名	山田一郎 ヤマダ イチロウ （男）・女	19××年10月23日生 55歳
体重	80 kg	中性脂肪　　187 mg/dL
身長	170 cm	LDL-C
BMI	27.7	HDL-C　　　43 mg/dL
体脂肪率	22 %	AST　　　　50 U/L
腹囲	88 cm	ALT　　　　45 U/L
収縮期血圧	145 mmHg	γ-GT
拡張期血圧	86 mmHg	血糖値　　　98 mg/dL（空腹時）
喫煙歴	＋	HbA1c（NGSP）5.4 %
		尿酸　　　　6.5 mg/dL
		赤血球数　　540万/μL
		ヘモグロビン量　15.2 g/dL
		白血球数　　7,700/μL

■主治医からの指示および投薬
　　特になし

■その他

質問項目	回答項目
1. 20歳の時の体重から10 kg以上増加している	[はい]・いいえ
2. 1回30分以上の軽く汗をかく運動を週2日以上，1年以上実施している	はい・[いいえ]
3. 日常生活において歩行または同等の身体活動を1日1時間以上実施している	はい・[いいえ]
4. 同世代の同性と比較して歩く速度が速い	はい・[いいえ]
5. たばこを吸っている	[はい]・いいえ
6. この1年間で体重の増減が±3 kg以上あった	はい・[いいえ]
7. 人と比較して食べる速度が速い	[はい]・いいえ
8. 就寝前の2時間以内に夕食を食べることが週に3回以上ある	[はい]・いいえ
9. 夕食後に間食（3食以外の夜食）を食べることが週に3回以上ある	はい・[いいえ]
10. 朝食を抜くことが週に3回以上ある	はい・[いいえ]
11. お酒（清酒，焼酎，ビール，洋酒など）を飲む頻度　[毎日]・時々・ほとんど飲まない（飲めない）	
12. 飲酒日の1日当たりの飲酒量　1合（180 mL）の目安：ビール中瓶1本（約500 mL），焼酎35度（80 mL），ウイスキーダブル1杯（60 mL），ワイン2杯（240 mL）　1合未満・[1～2合]・2～3合・3合以上	
13. 睡眠で休養が十分とれている	[はい]・いいえ
14. 運動や食生活などの生活習慣を改善してみようと思いますか　①改善するつもりはない　[②改善するつもりである]（概ね6か月以内）　③近いうちに（概ね1か月以内）改善するつもりであり，少しずつ始めている　④すでに改善に取り組んでいる（6か月未満）　⑤すでに改善に取り組んでいる（6か月以上）	
15. 生活習慣の改善について保健指導を受ける機会があれば，利用しますか	[はい]・いいえ

■課題となる生活習慣

■初回面接時
　目標

B. 実習 (120分)

課題a：初回面接のロールプレイをしよう

①グループを作る．カウンセラー（栄養士）役1名，クライエント（学習者：山田さん）役1名*，観察者＿＿＿名．

　カウンセラー役：山田さんに何か一つでも行動目標をもってもらえるように，何に気をつけて相談を進めるかを考えて望もう．

　クライエント役：以下の設定を読んで自由に想像力を膨らませて，山田さんになりきってみよう．

　＊　クライエント役はSP（模擬患者）または一般の方にお願いしてもよい

②ロールプレイを7分間行う．

③ロールプレイ後，1分間でフィードバックシート（ワークシート5.1）に書き込む．

④終了後，カウンセラー役は聞いてもらった感じを，クライエント役は話していてどう感じたか伝え，観察者は，カウンセラー役，クライエント役に対する感想，気づいたことをそれぞれ1分間フィードバックする．

⑤ロールプレイ終了後，得られた情報をもとに，山田さんの課題となる生活習慣をあげ，また，今回の面接で山田さんがたてた行動目標を学習者情報シートの下段に書こう．目標が得られなかった場合は，管理栄養士として提案する行動目標を記入しよう．

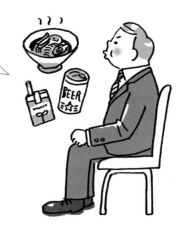

設定：私（山田一郎）は○○の営業職で勤務も不規則，今の時期とても忙しいです．車で移動することが多く，食事時間も一定でなく，喫茶店，ラーメン店，コンビニをよく利用します．1日にたばこは20本，ビールは2缶飲みます．味の好みは，甘辛いものやこってりしたものが好きですが，間食する習慣はありません．料理は全くできず，お湯を沸かす程度で，すべて妻にまかせています．とにかく美味しいものをお腹いっぱい食べるのが好きです．今まで大きな病気をしたことがなく，特に自覚症状はありません．

課題b：継続的な支援を考えよう

　山田さんには継続的な支援が必要である．面接のほか，電話や電子メール，FAXなども有効な支援となる．ただし，電話やメール，Faxなどは，相手の表情やしぐさなどが見えないことに配慮が必要である．以下の支援を各自で考え，グループ内で管理栄養士役と山田さん役を決め，やりとりをしてみよう．その後，報告書の実施報告（2，3回目）に記入しよう．

(1) 1か月後の実施状況の確認と生活習慣改善指導のための，電話支援の内容（約5分）を考えてみよう．グループ内でペアを組んで電話の場面をやってみよう．
　例）「こんにちは．○○保健センター管理栄養士の△△と申します．山田さんのお宅でしょうか．恐れ入りますが，一郎様はご在宅でしょうか．○月○日に，面接に来られてから1か月経ちましたが，・・・・．」に続けて，双方向に情報をやりとりしてみよう．

(2) (1) の電話のやりとりの後（1週間後），山田さんへの励ましの電子メールを行うつもりで，内容を考えてみよう．

```
宛先：
CC：
件名：

山田一郎様

○○保健センター 管理栄養士の△△△△です．




****************************************
○○保健センター 管理栄養士 △△ △△
TEL：123-456-7890  FAX：123-456-7891
email：gggg@hokencenter.next.jp
〒999-8888 □□市根楠都77-66
****************************************
```

C. 発展

課題 c：面接 2 回目（初回から 3 か月後）の場面という設定で，課題 a と同様にロールプレイを行おう

　保健指導としては電話，メールのあとの4回目．立てた行動目標や行動計画がどのように変化したかを確認し，必要に応じて山田さんを支援することをこころがけよう．
　クライエント役は山田さんの以下のような状況を自由に演じてみよう．

食事の面では_____，_____，
には気をつけています．でも，実際には体重がなかなか減らないなあ．

(1) ロールプレイで得られた情報をもとに，改善がみられた点や，改善されていない問題点を整理しよう．
(2) 初回時と2回目面接時で行動変容ステージを評価し，次のステージに向けた課題を挙げてみよう．
(3) これまで実施した山田さんの支援プログラムを評価して，学習者情報シートと上記課題をもとに報告書（ワークシート5.4）を作成しよう．
　　・学習者側については，次のステージへの課題をふまえたうえで保健指導計画の修正点を示すこと．
　　・実施者側については，指導計画，資料の選択，面接方法が適切であったかを考えること．

［面接2回目設定］

■改善が見られた点
■改善されてない点
■行動変容ステージ 　（初回）　　　　　　　　　　　　　　　　　　（2回目）
■次のステージに向けた課題

コラム4　保健指導の現場から

　メタボリックシンドローム（内臓脂肪症候群）という言葉は，一般の人の中にも広く浸透し，健康への関心が高まっています．2008年4月より特定健診が始まり，科学的根拠に基づき健診（検診）項目の見直しを行うとともに，生活習慣病の発症・重症化の危険因子（リスクファクター）の保有状況により学習者（対象者）を「情報提供」，「動機付け支援」，「積極的支援」に階層化し，適切な保健指導を実施するための標準的な判定基準を導入することとしています．

　実施（支援）者は学習者のライフスタイルや行動変容のステージを把握したうえで，学習者が実行可能な行動目標を立てることを支援します．一方的に，資料を棒読みしても聞き流されてしまうでしょう．聞き上手になり，双方向にやりとりができると学習者は前向きになってきます．地域住民を対象とする場合は，食材を手に入れるスーパーや外食のお店など，実施者も利用している場合が多く，より具体的な指導を行うことができ話がスムーズにすすみやすいでしょう．一般の人の食事・運動への関心や理解力の差は大きいものです．どんなにすばらしいことを言っても伝わらなければ意味がありません．学習者の知識，関心や学習への準備状況に対応した支援方法を判断し実践することや，適切な食教育教材や身体活動・運動教材を選択または作成して用いることができる能力が必要です．料理を作ったことがない人へ，最初から料理の作り方の説明をするよりは，まずはよく利用するお店でのメニューの選び方を伝える方が効果的です．

　とはいえ，学習者が長い年月をかけて形成してきた生活習慣を変えることは容易ではありません．「心に響く」言葉がけを目指し，行動療法やコーチングなどによる手法についても身につけていかなくてはなりません．人間ほめられると，やる気がでて頑張ろうという気持ちになります．電話やメールなども活用し，ほめたり励ましたりすることも大切です．また，現体重の5％以上の体重減少は2型糖尿病の発症予防に効果があるとされています．標準体重までやせなくても，目標があまりにも現実とかけはなれている場合は，まず，第一歩を踏み出す支援ができるような柔軟な対応も考慮することが大切です．

　指導者としての基本的な能力を身につけた後は，実践あるのみ．日々進歩する科学的根拠のある情報を身につけつつ，指導力を現場で学んで行きましょう．最後は人と人とのお付き合い．相手のことを思い，接遇の心での支援を心がけましょう．

ワークシート5.4　生活習慣病予防保健指導　報告書

整理番号		支援予定期間	週
氏名	（男・女）	保険者名	
保健指導機関名		保健指導者名（職種）	
支援レベル	動機付け支援　・　積極的支援		

行動目標・行動計画

設定日	年　月　日	年　月　日（2回目）	年　月　日（3回目）	年　月　日（4回目）
目標値 腹囲 体重 収縮期血圧 拡張期血圧 1日の削減目標エネルギー 1日の運動による目標エネルギー 1日の食事による目標エネルギー	cm kg mmHg mmHg kcal kcal kcal			
行動目標 例）6か月後に体重を3kg減少する	・ ・ ・			
行動計画 例）1日30分歩く	・ ・ ・			

保健指導の実施報告

初回実施年月日	腹囲	体重	行動変容ステージ	保健指導実施内容	支援形態（実施時間）
年　月　日	cm	kg	1. 無関心期 2. 関心期 3. 準備期 4. 実行期 5. 維持期	・ ・ ・	1.⦿個別 （　　　分） 2. グループ （　　　分）

継続指導実施年月日	腹囲	体重	生活習慣の改善状況および課題	保健指導実施内容・指導の種類	支援形態（実施時間）
2回目 年　月　日	cm	kg	・ ・ 1. 栄養・食生活 （変化なし・改善・悪化） 2. 身体活動 （変化なし・改善・悪化） 3. 喫煙 （禁煙継続・非継続・ 非喫煙・禁煙の意志なし）	・ ・ □食事　□運動　□禁煙	1. 個別 （　　　分） 2. グループ （　　　分） 3.⦿電話 （　　　分） 4. E-mal （　　　分）
3回目 年　月　日	cm	kg	・ ・ 1. 栄養・食生活 （変化なし・改善・悪化） 2. 身体活動 （変化なし・改善・悪化） 3. 喫煙 （禁煙継続・非継続・ 非喫煙・禁煙の意志なし）	・ ・ □食事　□運動　□禁煙	1. 個別 （　　　分） 2. グループ （　　　分） 3. 電話 （　　　分） 4.⦿E-mal （　　　分）
4回目 年　月　日	cm	kg	・ ・ 1. 栄養・食生活 （変化なし・改善・悪化） 2. 身体活動 （変化なし・改善・悪化） 3. 喫煙 （禁煙継続・非継続・ 非喫煙・禁煙の意志なし）	・ ・ □食事　□運動　□禁煙	1.⦿個別 （　　　分） 2. グループ （　　　分） 3. 電話 （　　　分） 4. E-mal （　　　分）

集団栄養教育指導案集

4.1節で示した流れにそってアセスメントA, 全体計画B (学校分野ではC-1b), 本時C-1a (学校分野ではC-1b, C-2) の形式で掲載している. 対象集団とタイトルなどを下記に示す.

分野	指導案タイトル	対象
A. 地域	指導案Ⅰ　地域で行う幼児のための食育プログラム例 指導案Ⅱ　調理実演を組み込んだ高齢者のための骨粗鬆症予防教室例 指導案Ⅲ　参加型教育による妊産婦（両親）教室の例	幼児と保護者 高齢者（女性） 妊婦および家族（夫）
B. 福祉	指導案Ⅳ　保育所（園）における年中児への食育プログラム例	4～5歳児
C. 臨床	指導案Ⅴ　病院での糖尿病教室指導案例 指導案Ⅵ　メタボリックシンドローム患者のための健康教室例	糖尿病患者 メタボ患者
D. 学校	指導案Ⅶ　学級担任と栄養教諭（学校給食栄養管理者）のチームティーチングによる学級活動例 指導案Ⅷ　給食時間における食に関する指導案例	小学5年生 小学3年生

学校分野ではC-1bの中にAやBを含むが, ここでは, 実習書の統一として, ABを作成している.

A. 地域における集団栄養教育指導案例

指導案 I　地域で行う幼児のための食育プログラム例

幼児期のアセスメント例 A

(1) ライフステージ 　幼児期	(2) キーワード 　野菜, おやつ, 食育
(3) 学習者 　幼児と保護者	(4) 栄養教育実施者（管理栄養士の立場） 　行政栄養士
(5) 学習者の特性（栄養, 食生活, 生活について） ・3食野菜を食べない子どもが7割 ・間食に問題点を感じている親が3割 　（量が多い・甘いもの, スナック菓子が多い） ・食事の前後のあいさつを必ず行う子どもが6割 ・子どもによく噛むことを意識させている親が4割 　（出典：S市食育推進計画策定基礎調査結果報告書 H.20）	・家族揃って食事ができないと感じている親が3割 ・外食やインスタント食品を多用していると感じている親が1割 ・子どもと旬の食べ物の話をする親が5割 ・ごはんとおかずを交互に食べることを意識させている親が1割 ・油脂のとりすぎであると感じている親が3割

幼児のための食育プログラム例 B

(1) 栄養教育の目的
　幼児の保護者が幼児のおやつの役割を知り, 家庭で食事やおやつに野菜を取り入れる実践をする割合を増やす. 幼児が3食とも野菜を食べる割合を増やす.

(2) 栄養教育の目標・課題
　幼児と保護者が野菜の大切さや野菜を幼児期のおやつに取り入れる方法を学び, 幼児が野菜を食べるようになる.

(3) 本時（60分）の栄養教育のねらい
　幼児と保護者が野菜を食べる大切さを知り, 幼児が進んで野菜を食べる意欲を育てる

(4) 栄養教育の場の設定
　①開催場所：保健センター, 児童館, 公民館
　②開催時期, 開催回数：3歳児健診日や子育てひろば（年齢別開催日など）の開催日（親子で5～10組）
　③管理栄養士の立場（担当者, 担当部署, 責任者）：S市行政管理栄養士, 地域活動管理栄養士が企画, 運営
　④マンパワーや他職種などとの連携と役割：健診時での開催では保健師との連携, 子育てひろばでの開催では保育士栄養改善委員や愛育委員との連携
　⑤経費：子育て支援事業など行政の事業費として計上

本時の指導案例 C ［パクパクおやつ☆野菜 de げんき］

過程	時間	学習内容	学習者の活動, 予想される反応	指導上の注意点	媒体・資料
導入	3分	1. 野菜に関心を持つ	○野菜を見て何の野菜か考える. ○その他の野菜を知る.	○幼児に野菜の例として冬によく食べられる「かぼちゃ」を用いて野菜に興味をもってもらう. ○かぼちゃ以外の冬の野菜をあげる. 　だいこん, はくさい, かぶ, ほうれんそう	かぼちゃ（実物1/2） その他の旬の野菜の絵 絵を貼り付けるマグネットパネル
展開	5分 20分	2. 野菜を食べることにどんな利点があるか学ぶ（5分） 3. かぼちゃを使ったおやつを作る（20分）	○野菜を食べることにどんな効果があるか理解する. ○親子で実際にかぼちゃを使ったおやつ（かぼちゃ入り白玉だんごで, まるめる作業を子どもが行う）を作る.	○野菜を食べる効果 　風邪をひきにくい, 寒さに負けない体をつくるということを示す. ○野菜をおやつの中に取り入れる方法. ○かぼちゃを冬に食べる理由（冬至について）	ペープサート 　チュッピーちゃん 　雪チューくん レシピ＋冬至についての一言メモ
まとめ	5分 3分	4. 試食 5. まとめ	○全員で「いただきます」 ○野菜の大切さとおやつへの取り入れ方を復習する.	○食べる前に全員でしっかりあいさつを行う. ○保護者におやつの選び方, 野菜の取り入れ方, かぼちゃや他の野菜のはたらきなどをまとめたリーフレットを配布する.	ペープサート リーフレット

評価の例
経過評価（教室の評価）：保護者にアンケートをとる（添付の資料）
影響評価：①子育てひろばなどの場で参加幼児とその保護者にアンケートをとる．当日のアンケートの他，次のような項目を毎月の子育てひろばの定例会などを利用してアンケートを実施する．
・3食野菜を食べるようになったか　　　　　・間食の量に気を付けるようになったか
・間食に野菜を取り入れるようになったか　　・配ったレシピを実際に活用してみたか
②次回の食育推進計画策定後の事業評価の調査結果と比較する
・3食野菜を食べる子どもの割合　　　　　　・間食が多いと感じている親の割合

（資料）
［まとめで配布するリーフレット］

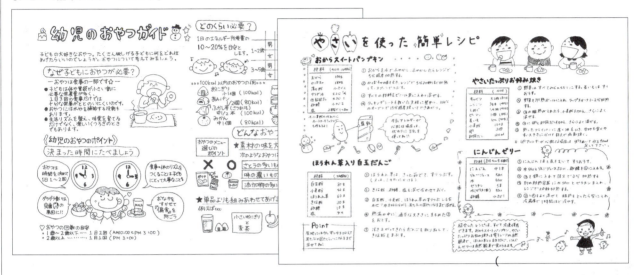

［実施当日，保護者に行うアンケート］

今日のアンケート
パクパクおやつ☆野菜 de げんき

① 旬の野菜について理解が深まりましたか．
　1 とても深まった　　　　　　　2 まあまあ深まった　　　　　　　3 あまり深まらなかった
② おやつの重要性を理解できましたか．
　1 よくわかった　　　　　　　　2 まあまあわかった　　　　　　　3 あまりわからなかった
③ おやつへの野菜の取り入れ方を理解できましたか．
　1 よくわかった　　　　　　　　2 まあまあわかった　　　　　　　3 あまりわからなかった
④ 配ったレシピは役立ちそうですか．
　1 とても役立ちそう　　　　　　2 まあまあ役立ちそう　　　　　　3 あまり役立たなそう
⑤ ④で 3，と答えた方，それはなぜですか．
　（　　　）
⑥ 今後，野菜を使ったおやつを取り入れてみようと思いましたか．
　1 ぜひとりいれたい　　　　　　2 まあまあとりいれたい　　　　　3 あまりとりいれたくない
⑦ ⑥で3と答えた方，それはなぜですか
　（　　　）
⑧ 教室で作ったおやつをお子さんは食べていましたか？
　1 よく食べていた　　2 普段と同じぐらい　　3 あまり食べなかった　　4 ほとんど食べない
⑨ あなたは，家族の食生活・生活習慣を改善してみようと思いますか．
　1．改善するつもりはない　　　　　　　　　2．改善するつもりである（概ね6か月以内に）
　3．近いうちに改善するつもりである（概ね1か月以内）
　4．すでに改善に取り組んでいる（6か月未満）　5．すでに改善に取り組んでいる（6か月以上）
⑩ お子さんと「旬の食べ物」の話をしますか．（1つに○）
　1．月に1回は話をする　　　　　2．季節に1回は話をする　　　　　3．しない
⑪ お子さんは，野菜(1品以上)をどの程度食べていますか．（1つに○）
　1．一日3食食べる　　　　　　　2．一日2食は食べている　　　　　3．一日1食は食べている
　4．ほとんど食べない（理由：　　　　　　　　　　　　　　　　　　　　　　　　　　　　）
⑫ その他，感想があればお願いいたします．
　（　　　）
　　　　　　　　　　　　　　　今日はありがとうございました．♪アンケートは係りの者に渡してください．

A. 地域における集団栄養教育指導事例

指導案Ⅱ　調理実演を組み込んだ高齢者のための骨粗鬆症予防教室例

高齢者（女性）のアセスメント例 A

(1) ライフステージ 　高齢期	(2) キーワード 　調理実演，食生活変容，食知識の獲得（カルシウムを多く含む乳製品以外の食材を知る）
(3) 学習者 　60才代の女性	(4) 栄養教育実施者（管理栄養士の立場） 　市町村行政栄養士
(5) 学習者の特性（栄養，食生活，生活について） ・閉経を迎え骨密度の減少がはじまり，骨粗鬆症検診における要精検査が増加する．40歳〜2.0％，45歳〜2.2％，50歳〜2.9％，55歳〜7.9％，60歳〜14.8％（平成24年度老人保健事業報告書） ・食事からのカルシウム摂取不足と食塩の過剰摂取（平成25年国民健康・栄養調査の概要より） ・間食が多い（平成23年国民健康・栄養調査の概要より）	

骨粗鬆症予防教室の例 B

(1) 指導テーマ：高齢者のための骨粗鬆症予防教室
(2) 日時：土曜10時〜11時 　場所：保健センター2階調理指導室 　対象人数：20名 　主催者：管理栄養士，運動指導士，保健師（今回の指導は，管理栄養士のみで行う） 　　本回は，全3回中の第2回目 　　1回目：骨粗鬆症の危険因子について（保健師と管理栄養士による講話） 　　2回目：「コツコツ」調理実演 　　3回目：骨粗鬆症予防の運動療法について（運動指導士と管理栄養士による運動）
(3) 本時の目的：骨粗鬆症予防の栄養療法について理解を深める

本時の指導の流れ C

栄養教育テーマ	骨粗鬆症予防　2回目『コツコツ貯金で骨粗鬆症予防』				
栄養教育対象	骨粗鬆症検診で，骨密度が低いと診断された60代の女性			教育時間	60分
栄養教育の目標	①骨を作ることに関係する栄養素と，それに富む食品を知ってもらう． ②実際にその食品を用いて，調理の実演を行うことにより，調理法を知ってもらうとともに，普段作っている食事にひと工夫加えることにより，家庭で簡単に骨粗鬆症予防が行える技術を身につける．				

過程	時間	学習内容	指導上の注意点	媒体・資料
導入	5分	1. 前回の復習	①「骨粗鬆症とはどういう病気か」と「その危険因子」について前回の内容を思い出してもらう．	①模造紙 「骨粗鬆症の危険因子の箇条書き」
展開	20分	2. ①骨を作ることに関係する栄養素を知る（Ca, ビタミンD, ビタミンK） 　②Ca, ビタミンD, ビタミンKを多く含む食品を知る． 　③Ca, ビタミンD, ビタミンKの目標摂取量を理解する	①食塩や，インスタント食品の取りすぎが，Caの吸収を阻害することを説明． ②1回で使用する食材にどれくらいのCa, ビタミンD, ビタミンKが含まれているのかを知らせる．	①リーフレット 　模造紙
	20分	3. デモンストレーション 　①1日分の献立の紹介 　②調理実演（詳細下記） 　③試食 　④献立のアレンジ例	①普段の食事をひと工夫して，骨を作るために必要な栄養素を摂取することを提案する． ③おいしさを実感することで，家でも作る意欲を持たせる． ④同じ食材を用いた別の献立を紹介する．	①1日分の食事例 ②食材 ③試食品
まとめ	15分	①まとめ ②次回の説明を行う	①今日の内容の再確認を行う．	①アンケートによる評価 「今日の内容は理解できたか」など

【調理実習の計画】
・使用器具の準備：包丁，まな板，さいばし，フライパン，鍋，スパチュラ
・実施献立案

小松菜のあっさりオムライス

献立

料理名	材料名	数量	作り方	栄養指導上強調すべき点
小松菜のあっさりオムライス	牛乳 小松菜 しらす干し（乾） いりゴマ 青じそ 塩 コショウ サラダ油 鶏卵 ご飯	25 mL 50 g 20 g 6 g 2 枚 0.1 g 0.04 g 8 g 50 g 100 g	①小松菜をよく洗い細かく刻む．青じそを細かくせん切りにする． ②フライパンを熱し，油をひく．しらす干し，小松菜の茎，葉の順で炒め，ご飯を加えて炒める．塩コショウで味付けする．火を止めてから青じそゴマを加える． ③卵を割りほぐし牛乳を加える．フライパンを熱し，油をひく．卵を流し入れ，半熟になるまで火を加える．お皿に盛ったご飯の上に卵を載せる． ④出し汁，しょうゆ，塩をあたため，水溶き片栗粉でとろみをつけ，オムライスの上に掛ける．	・しらす干し→ビタミンD，カルシウム 　小松菜→カルシウム，ビタミンK 　骨形成に必要な因子がバランスよく含まれている点．
あん	出し汁 しょうゆ（淡） 塩 片栗粉	60 mL 1.5 mL 0.5 g 1.5 g		

（資料）

第2回『コツコツ貯金で骨粗鬆症予防』アンケート用紙

本日は，講習会にご参加いただき，ありがとうございました．今後の教室内容の向上のため，アンケートへのご協力をお願いいたします．

1. 骨粗鬆症の予防にはカルシウムの他にもビタミンDやビタミンKが大切ということを既に知っていましたか？
　　（　ビタミンDのことは知っていた　・　ビタミンKのことは知っていた　・　両方知っていた　・　両方知らなかった　）

2. ビタミンDやビタミンKがどのような食品に含まれているか既に知っていましたか？
　　（　ビタミンDのことは知っていた　・　ビタミンKのことは知っていた　・　両方知っていた　・　両方知らなかった　）

3. 今日の教室で骨粗鬆症の予防にはカルシウムの他にもビタミンDやKが大切ということがわかりましたか？
　　（　ビタミンDのことはわかった　・　ビタミンKのことはわかった　・　両方わかった　・　両方わからなかった　）

4. 今日の教室でビタミンDやビタミンKがどのような食品に含まれているかわかりましたか？
　　（　ビタミンDのことはわかった　・　ビタミンKのことはわかった　・　両方わかった　・　両方わからなかった　）

5. 骨粗鬆症を予防するために，既に取り組んでいることはありますか？**当てはまるもの全て**に答えてください．
　　（　食事　・　日光浴　・　運動　・　その他〔　　　　　　　　　　　　　　　　　　　　　〕・　無い　）

6. 骨粗鬆症を予防するために，今後取り組みたい事はありますか？**当てはまるもの全て**に答えてください．
　　（　食事　・　日光浴　・　運動　・　その他〔　　　　　　　　　　　　　　　　　　　　　〕・　無い　）
　　⇒「無い」を選んだ方にお聞きします．その理由は何ですか．
　　（　　　）

7. 本日の教室の中で周りの人に伝えたいと思った事はありましたか？**当てはまるもの全て**に答えて下さい．
　　（　食事　・　日光浴　・　運動　・　その他〔　　　　　　　　　　　　　　　　　　　　　〕・　無い　）
　　⇒「無い」以外を選んだ方にお聞きします．誰に伝えたいですか？（　　　　　　　　　　　）
　　⇒「無い」を選んだ方にお聞きします．その理由は何ですか．〔　　　　　　　　　　　　　　　〕

8. 本日の講習会について，ご意見・ご感想などございましたらご自由にお書きください．

アンケートにご協力いただき，ありがとうございました．　　○○大学栄養学科　実習生一同

指導案Ⅲ　参加型教育による妊婦（両親）教室の例

妊娠期のアセスメント例 A

(1) ライフステージ 　妊娠期	(2) キーワード 　妊娠，食生活変容
(3) 学習者 　妊婦およびその家族（夫）	(4) 栄養教育実施者（管理栄養士の立場） 　病院栄養士，行政栄養士
(5) 学習者の特性（栄養，食生活，生活について） ・妊娠・出産に伴う代謝亢進（異化・同化がさかんに行われている）など生理的変化が著しい ・妊娠・出産に伴う心理的変化が著しい ・体型および嗜好の変化など，妊婦の体には目で見てわかる複雑な変化が連続して起こっている ・食事摂取基準ではさまざまな栄養素に対して付加量が設定されている ・現在の日本において，妊娠可能な時期の女性の食生活は必ずしも良好とは言えない（朝食抜き，食の簡素化，外食・中食の増加，やせ志向など） ・妊娠を継続しながら働いている妊婦の増加 ・核家族化により，妊婦およびその家族は身近な人から情報を得にくい社会構造	
(6) 対象のニーズ（対象が欲しい情報，必要とすべき知識・技術など） ・妊婦の食事が赤ちゃん（胎児）に及ぼす影響（母体と胎児の栄養状態の関係） ・妊娠期と妊娠前の食生活との違い（食べていいもの，悪いもの，気をつけるところ） ・妊娠期は何をどれだけ食べたら「よい食事」なのか ・簡単で「妊娠期によい」食事とは ・自分は食事改善が必要かどうか（必要ならば具体的にどのようにすればよいか） ・調理に伴う食材の知識・食材を「食事」にするときに必要な調理の技術 ・妊娠の状態変化（つわりなど）に伴う食事とは ・病気と妊娠の関係（親のアレルギーが子どもに与える影響を食事で防げるかなど） ・妊婦への家族のフォローの在り方	

妊婦のための食育プログラム例 B

(1) 栄養教育の目的 　妊娠期における栄養や食事の大切さを理解する 　妊娠期によい食事を自ら考える
(2) 栄養教育の目標・課題 　妊娠に伴い食生活に変化が必要なことに気づき，自分によい食べ物を知る
(3) 本時（60分）の栄養教育のねらい 　母体は胎児とつながっていることを感じることで，妊娠期を快適に過ごすための食事について考えてもらい，必要であれば食事改善について自ら取り組む意欲をわかす．
(4) 栄養教育の場の設定 　①開催場所：病院（産婦人科を持つ），保健センター（会議室より和室や絨毯などの部屋で座ってゆっくり話せる場所があれば使用する） 　　（保育（上の子ども）準備は必要に応じて対応できるようにする）
②開催時期，開催回数：妊娠初期および中期 　開催回数は両親教室として4回で1クール 　1回目　妊娠中の生活について，口腔衛生について 　2回目　（本時）妊娠中の栄養・食事について 　3回目　お産の準備とその経過について，妊娠シュミレーターで妊娠の疑似体験（夫），リラックスやマタニティブルーについて，先輩ママとの交流 　4回目　産後の生活について，お風呂の入れ方の実習
③管理栄養士の立場（担当者，担当部署，責任者）：病院管理栄養士，行政管理栄養士が助産師・保健師とともに企画，運営
④マンパワーや他職種などとの連携と役割：保健師，助産師，医師，歯科医師（歯科衛生士）などと連携する．各回ごとにテーマは完結しているが，全体の流れを大切にする．専門家と妊婦だけでなく，妊婦同士や出産を実際に経験した先輩ママとの交流を大切にする．
⑤経費：母子保健事業など行政や病院の事業費として計上

本時の指導案例C

(1) 指導テーマ：赤ちゃんの好きな食べ物ってなあに？ —妊娠期の食生活について—
(2) 対象人数：10名（夫婦5組），場所：演習室（和室），担当者：管理栄養士
(3) 目標：赤ちゃんによい食べ物を考えることで，母体は胎児とつながっていることを確認してもらい，自らの（妊娠期）食生活について考える．
(4) 指導の流れ（70分：ワークショップ50分）

過程	時間	学習内容	対象の活動，予想される反応	指導上の注意点	媒体・資料
導入	3分	1. 講師自己紹介 2. 本時の活動の説明	○ワークショップって何だろう？できるのかな？ ○栄養や食事の知識があらかじめ必要なのかな？ ○話を聞くだけじゃないのか・・・．	○妊婦と栄養士，妊婦どうしが話やすい和やかな雰囲気をつくる． ○輪になって座るようにする． ○ワークショップについて難しい印象を与えないようにする． ○自由に話せる空間をつくる．	○音楽を流せるような機材および音源（CDプレーヤーとCD．BGM的な音楽）
	7分	3. 妊娠・出産と聞いて思い浮かべることは？	○自分のことを話すのは恥ずかしい． ○自分の思ったことを話す． ○共通した思いがあることに気づく．	○妊婦が模範解答を話そうとせず，自分の「普段」が話せるよう，善悪をつけない流れに気を配る．	
展開	15分	4. 昨日の食事のメニューやその時に使用した食材をワークシートに書く．その時の赤ちゃんの顔，自分の顔や体調についてワークシートに表現する．	○思い出して書く． ○自分が食べているものに対して赤ちゃんがどう感じているか思いを馳せる．	○静かに考える時間を取れるように配慮する（場合によってはBGMを小さな音で流す）． ○絵の上手い下手より，どう感じたかを書いてもらう．	○ワークシート ○黒ペン
	25分	5. 記入したワークシートの用紙を説明する．	○ワークシートを見せ合いながら赤ちゃんが喜ぶ，嫌がる，楽しい，泣くなどの表情がなぜなのか自由に話し合う．	○無理強いせず，自発的に発表できる人から話してもらう． ○どうしたら赤ちゃんが喜ぶ顔になるか話し合う．その際，食生活の評価・判定にならないように配慮する．	
まとめ	20分	6. 赤ちゃん・自分が喜ぶ食事とは？	○妊産婦の体の変化や赤ちゃんの成長に必要な栄養素について聞く．	○これまでの話し合いの流れを大切にしながら話す． ○食材や調理法などについてもふれる．	○リーフレット ○レシピ集

評価の例
経過評価（教室の評価）：アンケートをとる（添付の資料）
影響評価：①次回の教室の時にアンケートをとる
・食生活に変化があったかどうか
・配布した資料を活用してみたかどうか
・食事を自分で作るようになったかどうかなど
②次回の健診時の体重増加量，臨床検査データ，医師や助産師（保健師）への訴えの内容を検討する．

（資料）

ワークシート

食べた物	食材	赤ちゃんの顔	私について

A. 地域における集団栄養教育指導案例

(資料) パパママ（両親）教室について（参加者用）

次の質問についてあてはまるもの1つに○をつけてください

1. この教室に参加してよかったですか？
   ①非常にためになった　②まあまあためになった　③どちらともいえない　④あまりためにならなかった
   ⑤まったくためにならなかった

2. あなたの欲しい情報は得られましたか？
   ①十分に得られた　②まあまあ得られた　③どちらともいえない　④あまり得られなかった　⑤まったく得られなかった

3. 妊娠期における栄養（食事）の大切さが理解できましたか？
   ①よくわかった　②まあまあわかった　③どちらともいえない　④あまりわからなかった　⑤まったくわからなかった

4. 妊娠期にお勧めの食品（メニュー）や調理法についての情報は役にたちそうですか？
   ①非常に役にたつと思う　②まあまあ役に立つと思う　③どちらともいえない　④あまり役にはたたない
   ⑤まったく役にたたない

5. 教室で用いたリーフレットや教材は参考になりましたか？
   ①非常に参考になった　②まあまあ参考になった　③どちらともいえない　④あまり参考にならなかった
   ⑤まったく参考にならなかった

6. 他の妊婦の方と交流することはできましたか？
   ①よく交流した　②交流できた　③どちらともいえない　④あまり交流できなかった　⑤まったく交流できなかった

7. 会場の雰囲気や設備はいかがでしたか？
   ①非常によかった　②まあまあよかった　③どちらともいえない　④あまりよくなかった　⑤まったくよくなかった

8. その他気づいたこと，思ったことなど自由に感想をお書き下さい．
   (　　　　　　　　　　　　　　　　　　　　　　　　　　　　　　　　　　　)

B. 福祉における集団栄養教育指導案例

指導案Ⅳ　保育所（園）における年中児への食育プログラム例〜さわって，におって，あじわおう〜

保育所の年中児のアセスメント例 A

（1）ライフステージ 　幼　児	（2）キーワード 　食べ物の旬，伝統行事
（3）学習者 　4〜5歳児…25〜30名	（4）栄養教育実施者（管理栄養士の立場） 　保育士と共同で実施
（5）学習者の特性（栄養，食生活，生活について） ・保護者が幼児と旬の食べ物の話をする割合は，季節に一回はするが5割であった． ・伝統食や行事食を家庭で作ったり食べる割合は，おせちや年越しそば（共に90％以上）以外の草だんごなどは30％以下であった． （H20年度　S市食育推進計画策定基礎調査より）	

年中児への食育プログラム例 B

（1）栄養教育の目的
　幼児やその保護者が食べ物の旬や伝統行事を知り，旬の食材をとり入れたメニューや行事食を家庭で実践する割合を増やす．
（2）栄養教育の目標・課題
　食を通して幼児が季節感や伝統行事を知り，幼児の体験を通して家庭への季節感（食べ物の旬）や伝統行事に関する知識や実践の普及を図る
（3）本時（講話10分＋調理30分）の栄養教育のねらい
　よもぎ団子づくりを通して春の季節感を味わい，食べ物への興味関心を高める．
（4）栄養教育の場の設定
　①開催場所は保育所，および家庭へのお便りによる教育
　②開催時期，開催回数：隔月の食育教室で実施する（本時は4月に実施）　　　以降6月，8月，10月，12月，2月
　③管理栄養士の立場（担当者，担当部署，責任者）：保育士とともに食育教室の企画，運営を行う
　④マンパワーや他職種などとの連携と役割：当日の指導者…　最低1名，調理の補助スタッフ…園児4〜5名に対し1名．保育士とともに食育教室当日までの流れを検討する（よもぎの葉の入手方法や調理の説明をするペープサートの作成，事後のふり返り）
　⑤経費：おやつの経費をあてる

本時の指導案例 C

（1）栄養教育の目標
　食を通して幼児が季節感や伝統行事を知り，幼児の体験を通して家庭への季節感（食べ物の旬）や伝統行事に関する知識や実践の普及を図る
（2）栄養教育のタイトル
　はるをからだでかんじよう．はるをみて，さわって，におって，あじわってみよう
（3）本時（講話10分＋調理30分）の学習指導案

過程	時間	学習内容	指導上の注意点	媒体・資料
導入	3分	1. よもぎの葉を見つけて，どんなところに生えていたか思い出させる． よもぎの葉や野菜には，体を元気にする働きがあることを伝える．	○七草がゆの行事をしている場合は，そのことも関連させて園児に問いかける．	○よもぎがはえている場所の写真
展開	34分	2. よもぎ団子の材料を確認し，何からできているかを知る． 3. 作り方の説明を聞き，材料を確認する． 4. 正しい手洗いを実践する． 5. よもぎの葉を手に取り，園児が観察する． 6. よもぎ団子を作る．	○順に材料を見せて名前を確認し，食材への興味を持つ． ○団子づくりの手順を理解する． ○順を追って，正しい手洗い方法を知る．手洗い後は床や靴を触らないことを約束する． ○におい，手ざわりを5人くらいのグループで話しあう． ○調理の前の約束の確認をする． 　①ふざけない，②机にもたれかからない，③順番に仲良く作業する． ○再度材料を確認し，順を追って調理する． ○調理過程の中で，食材の変化に気づく．	○よもぎ団子の材料 ○ガラスの器 ○作り方の手順の絵 ○手洗いの手順の絵 ○よもぎの葉 ○調理器具

		7. 食事前後の挨拶をして，よく噛んで楽しく食べる．	○揃って挨拶をし，出来上がった達成感を味わいながら，よく噛んで楽しく食べる．（どんな味がするなどの声掛けをする）	
まとめ	3分	8. 今日の活動をふり返る （家庭へのお便りを保護者にわたすことと，今日の活動について家庭へ伝える）	○どんな味がしたか，お家の人に話してあげよう ○お家の人へ作り方を話そう ○お家の人と一緒につくろう ○今日の活動を絵で知らせよう ○お家の人へのプリントを渡す	○家庭へのおたより『たべもの通信』

(4) 準備物リスト

講話	体験学習
□デモ用の長机：2台 □ガラスボール（食材提示用・小）：5個 □食材：よもぎの葉，豆腐，白玉粉，きなこ，大豆，砂糖・適量	□タオル（手洗い用）：5～6枚 ●調理実習1班（5～6名分）あたり □ゆでて刻んだよもぎ　10g

□低い机：1台	□カセットコンロ：1台	□網杓子：1個
□白玉粉：50g	□ガラスボール（大）：1個	□つまようじ：人数分
□豆腐：70g	□ガラス鍋：1	□手拭用タオル：1枚
□きなこ：15g	□小皿（試食用）：人数分	□台拭き：1枚
□砂糖：10g	□スプーン（大）：1個	

評価
・保護者に学習内容をまとめた「たべもの通信」を配布し，家庭での実践に役立ててもらうとともに，家庭での実践状況を評価する．（団子作りの状況）
・保護者，保育士アンケートにより，授業内容を評価する．

(資料)

たべもの通信　　　　　よもぎ団子を作ってみよう

春の季節を感じ，食べ物や料理への関心が高まるよう『きなこまぶしのよもぎ団子』をつくりました．今回は団子の中に豆腐も入れました．豆腐は全体の約90％が水分です．だから，栄養素の入った水が固まっていると考えてもよいのです．そこで，いつもは水でねる「白玉粉」を豆腐でねってみました．一人ひとりが『豆腐団子の"たね"をねる』ことと『団子を丸めて，茹でる』ことに一生懸命取り組みました．豆腐をグチャグチャとつぶし，耳たぶくらいの固さにねるおもしろさ，丸めてゆでる楽しさに，子どもたちは目をキラキラと輝かせていました．そして散歩でとってきたよもぎをまぜて，はるを目で，手で，舌で感じました．

★子どもたちがしたこと
①豆腐団子の材料を確認して，豆腐，きなこは大豆から，白玉粉はお米からできていることを知る．
②豆腐団子の材料を目で見て，確認する．
　★材料（梅干し大の団子，約12個分）
　絹ごし豆腐70g（約1/5丁），白玉粉50g（1/2カップ），きなこ15g（小さじ2），砂糖10g（大さじ1），よもぎの葉（茹でて10g）
③石鹸でよく手を洗う．
④豆腐と白玉粉とよもぎの葉をボールに入れて手でグチャグチャにつぶして，よくこねる．
　耳たぶくらいの柔らかさにして，"たね"のできあがり．
　（ビニール袋の中でこねてもいいですよ）
⑤たねを梅干しよりちょっと小さめの団子（10円玉くらい）に丸めてまんなかをへこます．
　丸めているうちに，だんだんと大きい団子になりやすいので注意しましょう．
⑥鍋にたっぷりの湯をわかし，丸めたたねを入れていく．
⑦一度，底に沈んでから，浮き上がってきたらゆであがり！

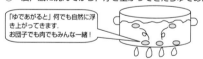
「ゆであがると」何でも自然に浮き上がってきます．
お団子でも肉でもみんな一緒！

⑧浮き上がってきた団子を網じゃくしですくって，水の中に入れる．
⑨大きなお皿にきなこと砂糖を混ぜあわせておく．
⑩⑨のお皿に団子を入れて，きなこをまんべんなくつける．
⑪「いただきます！」と言って，よく噛んで楽しく食べる．
⑫家に帰ったら，「よもぎ団子作り」についてお家の人とお話をする約束をしました．お子さんのお話を是非聞いてあげて下さい．
よもぎの葉は身近な野原などで摘むことができます．
ぜひどんなところによもぎが生えているか，お子さんと散歩で探してみて下さい．
よもぎがなくても美味しく作れますので，団子づくりを御家庭で楽しんでくださいね．
★このパンフレットに関するお問い合わせさきは…どんぐり保育園　栄養士　岡山はるこまで★

あんこをつけたり，みたらし団子にしてもいいですね！
☆みたらし団子のたれ
　しょうゆ 大さじ3
　みりん 大さじ1
　砂糖 大さじ6
　水 150cc
　水溶き片栗粉 適量
鍋にしょうゆ，みりん，砂糖，水を入れ中火にかけ，かき混ぜながら一煮立ちしたら水溶き片栗粉を加える．

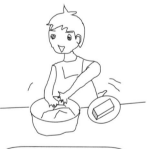

注意！
小さい子は鍋から離れてやろうね

（資料）

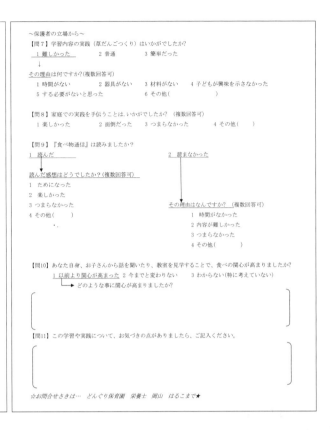

コラム5 福祉施設での栄養教育の実際

　福祉施設には，保育所，児童養護施設，障害児施設などの児童施設，特別養護老人ホーム，日帰り介護施設などの高齢者施設，障害者支援施設などがある．これらの施設はなんらかの支援や介助を必要とする人にサービスを提供する生活の場である．そのため，福祉施設における栄養教育では，知識の伝達より適切な生活習慣を身につけられるよう支援することが重要である．施設の利用者は乳幼児や高齢者，障がい者など一人一人の身体的状況がそれぞれ大きく異なりニーズや家庭環境などもさまざまである．目標設定は一人一人の発達や食欲，嗜好，アレルギー，発達障がい，身体障がいなど個人差に十分配慮し本人のなりたい姿を的確にとらえるとともに，各施設における独自のねらいも取り入れながら行い，他職種間同士協働で実施できる計画を作る．施設での栄養教育は，生活の中での実践のため，ねらいとは異なる反応をすることも多いが，作成にあたっては柔軟で発展的なものになるようにする．

　保育所の食育計画は，保育所における全体的な計画である「保育課程」と，保育課程に基づいて保育を展開するために具体的な計画として立案される「指導計画」の中に位置づけられる（保育課程の抜粋参照）．「楽しく食べる子どもに〜保育所における食育に関する指針〜」（厚生労働省，2004）では，めざす子ども像として「お腹がすくリズムのもてる子ども」，「食べたいもの，好きなものが増える子ども」，「一緒に食べたい人がいる子ども」，「食事づくり，準備にかかわる子ども」，「食べものを話題にする子ども」の項目があげられており，これらの目標を具体化するために各年齢にあった，食育のねらいおよび内容を考える．

たとえば幼児（3，4，5歳児）に対する集団を想定した食育実践計画を立てる．計画を実践したら，評価を行い，次の計画の改善へとつなげていく．保育園の食育実践計画は「健康と食」，「人間関係と食」，「文化と食」，「いのちの育ちと食」，「料理と食」の観点から内容を考える．管理栄養士・栄養士だけが計画，実践するのではなく，保育士，調理員，保健師，看護師など保育にかかわるすべての職員により実施検討されるように工夫する．計画の評価は，「子どもの育ちをとらえる視点」と「保育者や環境をとらえる視点」の2つの側面から行う．子どもたちの様子をとらえる評価項目は数値目標だけではなく，子どもたちの表情や発言などをとらえ，どのようなことに興味を持ち，どう感じたかをとらえて行くことも重要な項目である．また，職員間で連携をとりながら適切な働きかけができたか，器具や会場設備に不備や無理はなかったか，媒体や教材内容が適切であったかなどを評価することが必要である．

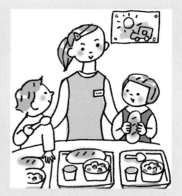

保育課程の抜粋

保育目標	・十分に養護の行き届いた環境のもとに，くつろいだ雰囲気の中で，子どものさまざまな欲求を適切に満たし，生命の保持，および情緒の安定を図る ・健康・安全など，生活に必要な基本的な習慣や態度を養い，心身の健康の基礎を培う ・人とのかかわりの中で，人に対する愛情と信頼感，そして人権を大切にする心を育てるとともに自主・自立および協調の態度を養い，道徳性の芽生えを培う ・生命，自然および社会の事象についての興味や関心を育て，それらに対する豊かな心情や思考力の芽生えを培う ・生活の中で言葉への興味や関心を育て話したり，聞いたり，相手の話を理解しようとするなど，言葉の豊かさを養う ・さまざまな体験を通して，豊かな感性や表現力を育み創造性の芽生えを培う						
	0歳児		1歳児	2歳児	3歳児	4歳児	5歳児
	6か月未満	6か月以上					
食育1	個人差に応じて授乳を行い，健やかな発育・発達をすすめる	離乳食をすすめ，さまざまな食品に慣れさせながら幼児食への移行をはかる	さまざまな食品や調理形態に慣れ，楽しい雰囲気のもとで食べられるようにする	保育士や友だちと一緒に楽しんで食事ができるようにする	健康な生活のリズムを身につけ楽しんで食事する	明るく和やかな雰囲気の中で保育士や友だちと一緒に食べることを楽しむとともに自然の恵みに気づく	食べ物と体の関係に興味をもち食べることを楽しむとともに食材や調理する人への感謝の気持ちを持つ
食育2					・給食を通して，食への興味・関心・感謝の心，「食を楽しむ心」を育む		

[平成21年度名古屋市立東保育園保育課程より]

C. 医療における集団栄養教育指導案例

指導案Ⅴ　病院での糖尿病教室指導案例

糖尿病患者アセスメント例 A

(1) ライフステージ 　成人	(2) キーワード 　糖尿病と上手に付き合う
(3) 学習者 　外来通院および入院中の糖尿病患者とその家族	(4) 栄養教育実施者（管理栄養士の立場） 　管理栄養士
(5) 学習者の特性（栄養，食生活，生活について） 　・主食，果物の摂取過剰，間食習慣有り，早食いなど個別的な課題を持つ	
(6) 学習者のニーズ（学習者がほしい情報，必要とすべき知識・技術など） 　・中高年の患者が多いことから，糖尿病食事療法のための食品交換表は学習者に応じて使用する．	

成人への食育プログラム例 B

(1) 栄養教育の目的
　糖尿病の血糖コントロールと合併症予防
(2) 栄養教育の目標・課題
　糖尿病食事療法の基本について理解する
(3) 本時（60分）の栄養教育のねらい
　第4回目：あなたの血管を若く保つ食事
　・糖尿病の合併症を防ぐための正しい食事療法について理解を深める
　・退院後も自己管理できるよう支援する
(4) 全体の開催日数，栄養教育の設定

開催回	テーマ	開催場所	担当者
第1回	糖尿病ってどんな病気？	相談室	医師
第2回	あなたの足だいじょうぶ？	〃	看護師
第3回	糖尿病の薬を知る方法教えます	〃	薬剤師
第4回	あなたの血管を若く保つ食事	〃	管理栄養士
第5回	これならできる運動療法	〃	理学療法士
第6回	外食を楽しむ方法	〃	管理栄養士
第7回	血液検査結果の本当の意味	〃	臨床検査技師
第8回	カンバセーションマップ*に参加してみましょう	〃	スタッフ全員

*カンバセーションマップ：糖尿病に関する内容の大きな絵を囲んで，患者さんや家族，友人が5～10人程度のグループで話し合い，境遇を共にする患者さんの知識や体験から糖尿病について互いに学び合う方法，スタッフがファシリテータとして同席する．

本時の指導案例 C

(1) テーマ　あなたの血管を若く保つ食事（第4回）
(2) 日時：10月23日（水）14:00～14:40　　　　対象人数：15名
　　場所：○○病院演習室　　　　　　　　　　　　担当者：△△管理栄養士，◎◎大学実習生4名
(3) 目標　糖尿病食事療法の基本について理解する

時間配分	活動内容	指導上の留意点	使用媒体
導入3分 15分	1. 自己紹介 2. 食生活のふり返り	○管理栄養士の自己紹介 ○参加者に入院前の自分の食生活について話してもらう（一人1～2分程度）．	自己アピールの名札 大きめの時計
展開 10分	3. 食事療法の意義や目的，重要性を確認する	○米飯のフードモデルを例に挙げ，消化吸収後の血糖値上昇までを図とともに説明する． ○一日の血糖の変動とインスリン分泌との関係を示し，適正な食事摂取は血糖の正常化につながることを説明する． ○炭水化物と比較して，たんぱく質，脂肪の役割と消化吸収過程を示す． ○栄養素のバランスの良い食事をとることは，血管を若く保ち合併症予防に役立つこと，糖尿病の食事は健康食であること（制限食ではない）を強調する．	米飯フードモデル 血糖値の変動 （模造紙） 栄養素の消化吸収 （模造紙）
10分	4. 食事療法の具体的な方法を知る	○糖尿病食品交換表は適正なエネルギー量で，栄養バランスのとれた食事の献立が手軽にできるように工夫されていることを説明する． ○適切なエネルギー量について，参加者の協力を得て，標準体重と身体活動量から算出方法を確認する．実際に学習者の必要エネルギーを算出する．	糖尿病食事療法のための食品交換の6つの分類表（模造紙） エネルギー量の算出方法（模造紙）

		○食品交換表の1から6までの食品分類を用いてバランスよく摂取する方法を指導する．表1，3，6の食品がすべて揃っていればバランスが良いとする．	板書，電卓 各種フードモデル
	5. 自分の食事を見直す必要性を話し合い，実践への意欲をもつ	○各表に含まれる主な食品についてフードモデルを用いて分類する． ○当日の病院食を提示し，昼食に使用されている食品を分類し，バランスが良いお手本であることを相互に確認する． ○各人，入院前の普段の食事（朝食がきちんと食べられていないなど）を思い出し，食事バランスを見直すことができるよう助言する． ○今日学んだこと，できそうなことを参加者に発言を促す．	当日の昼食（実物）
5分 2分	6. まとめ	○本日の内容をもう一度繰り返し説明する． ○アンケート実施	板書 アンケート用紙

(5) 評価法
　評価
　・糖尿病の食事療法の意義について知識が深まったか
　・自己管理につながる反省があったか，また，意欲が持てたか（アンケート）

コラム6　糖尿病集団教育の実際〜体験「楽」習で行動変容のきっかけづくり

　食生活やライフスタイルの欧米化に伴い，糖尿病が急増している．生活の習慣改善は患者の行動変容を促す教育が重要となる．一般に講義は学習者に一時的な学習の満足感を与えるが，実際の行動変容にはつながりにくく，変容後の生活習慣の長期継続が難しいとされている．そこで講義時間は短時間にとどめ，参加者に楽しく取り組んでもらえるための体験「楽」習教室を取り入れた教室を運営する例をあげる．

●教室の日程（60分の場合）：講義15分の後，ゲームを40分実施し，最後にまとめ5分を行う．ここでは「糖尿病食事療法のための食品交換表」（以下交換表）の6つの食品分類をゲーム感覚で覚えてもらう簡単なゲームを紹介する．

●準備するもの
①交換表の表1から6までと調味料の各表からバランスよく適宜フードモデルを参加者数の2から3倍の個数（ビールやケーキなども入れておくと面白い）
②食事トレー7枚（フードモデル分配用）と表1から調味料の表分類表示の用紙を作成し，トレーの見やすい位置にセッティングしておく．

●ゲームの実際：予め行うゲームの方法について説明しておく．フードモデルの選択はあまり分類することを意識させない方がサプライズになる．
①参加者に好きなフードモデルを2種類から3種類選択してもらう（なぜその食品を選んだか声掛けすると参加者の食べ物への想いや現在の知識，関心が引き出せる）
②手持ちのフードモデルを表1から調味料のトレーに分類して入れてもらう（一度に分類してもらうと混雑するため2，3人ずつ行うとよい）
③みんなで一緒に表1から順にトレーに入っているフードモデルは合っているか否か答え合わせをしていく．
④適宜表分類で間違いやすい食品についてコメントする．
　アボカド…果物は表2であるが，「森のバター」ともいわれ油の多い果物なので表5に分類
　チーズ…乳製品は表4だが，たんぱく質，脂質が多いので表3に分類
　レンコン…少量の場合は野菜として表6に入れるが，1単位程度になると表1に分類
「レンコンを好きでよく買うけれど，表1のごはんと同じ仲間だったのね」と気軽に楽しみながら学んだことを確認して，患者同士でどうすれば上手に食べられるかなど会話がはずむきっかけづくりにもなる．

指導案Ⅵ　メタボリックシンドローム患者のための健康教室例

学習者のアセスメント例 A

(1) ライフステージ 　成人	(2) キーワード 　メタボリックシンドローム
(3) 学習者 　メタボリックシンドローム患者	(4) 栄養教育実施者 　管理栄養士

(5) 学習者の特性（栄養，運動について）
・学習者は，食事，身体活動・運動の生活習慣のバランスにおいて，消費するエネルギーより摂取するエネルギーのほうが多くなりがちである．
・栄養の問題点として，脂肪，間食，塩分が多い，野菜が少ない，早食い，朝食の欠食，夕食が極端に多いなど，運動の問題点として，活動量が少ない，車中心の生活で歩行しないなどの問題点があることが多い．

メタボ対象者の健康教室例 B

(1) 栄養教育の目的
　健診結果から今の自分の問題を確認する
(2) 栄養教育の目標・課題
　生活習慣の食事や運動の問題解決には，自己管理と動機付けが大切である．肥満，高血糖，脂質異常症，高血圧など何が問題かを自己確認し，テーマに合わせて教室に参加し，各検査値の異常はなぜいけないのかの理解を深め，どのように解決すればよいのかを具体的に自己決定する機会にする
(3) 本時（60分）の栄養教育のねらい
　学習者が自分の問題点を知り，なぜ測定値や検査値に異常があるのかを考え，具体的に改善する目標を立て，実行できるようにする．
(4) 栄養教育の場の設定
　①開催場所：病院内の食と健康増進センター
　②開催時期，開催回数：食と健康増進センター，メタボ患者のための集団教室開催日
　③管理栄養士の立場（担当者，担当部署，責任者）：医師，歯科医師，管理栄養士，看護師，薬剤師，食と健康増進センターが企画，運営
　④マンパワーや他職種などとの連携と役割：食と健康増進センターでは，病院内の各専門職種がチームを形成し，教室を分担する．テーマに合わせて，担当する専門職種を決定する．
　⑤経費：食と健康増進センターは，病院の職員が兼任し，食と健康増進センター事業費として計上

本時の指導案例 C

過程	時間	学習内容	学習者の活動，予想される反応	指導上の注意点
導入	10分	1. 自分の健康状態を確認する	○自分の健康上の問題点を，シートに記入する．	○シートに現状を自己記入することで，自分の健康上の問題点に関心をもってもらう．
展開	10分	2. 現在の体重，腹囲を測る	○体重の標準（BMI=22），正常範囲（BMI＝18.5～25）を計算する．	○BMIの計算がスムーズにできるように補助する．あるいは，早見表を用意しておく．
	5分	3. 自分の目標を知る	○腹囲をお互いに測る． ○自分がどの程度体重が重いのか，腹囲が大きいのかを改めて知る．	○腹囲の測定は，ヘソの高さで測るようにする． ○腹囲の当面の目標を記入する（資料1）．無理せずに段階的に目標をたてる．
	15分	4. 自分の食事・行動記録をふり返る	○自分の生活習慣を書き込む．	○行動の記録をし，日常生活の過ごし方や運動習慣などを把握し，改善可能な点を見つけ出す． ○食事と運動でどのくらい減らせばよいのか，自分で計算し計画を立てることができるように，手助けをする． ○改善可能な生活習慣について学習者と一緒に確認していく．
まとめ	15分	5. 目標を決める	○自分の健康問題について認識するとともに，改善に向けた具体的な目標を立てる．	○「食事・行動記録（資料2）」より，問題点を抽出し，「健康目標シート（私の目標）（資料3）」に具体的に目標を記入するのをサポートする．
	5分	6. まとめ		○学習者が目標を実行できるように励ます．

評価の例
経過評価（教室の評価）：学習者にアンケートをとる
影響評価　・自分自身の目標に対して，達成できたか
　　　　　・体重や腹囲が減少できたか
　　　　　・食生活で気をつけることが増えたか
　　　　　・運動の量が増えたか

(資料1)

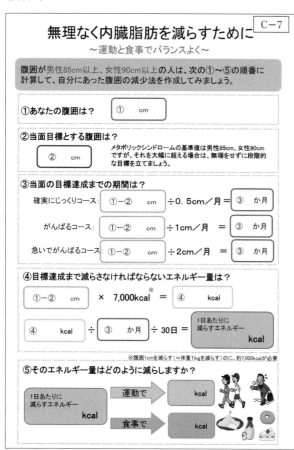

無理なく内臓脂肪を減らすために　C-7
～運動と食事でバランスよく～

(資料2)

記入方法

記入例　6月9日(金)

時	行動内容・状態	移動手段（所要時間）
5		
6	起床・朝食	
7	通勤（立ち）	徒歩（20分）
8		電車（40分）
9		階段（7階）
10	事務処理	
11	間食	
12	外出（営業）	社用車

	料理	量
朝	ごはん	小1杯
	目玉焼き	卵1個
	みかん	1個

間食	缶コーヒー　250ml	1本
	焼酎ロック	1杯

教材No. C-2
【教材のねらい】
・1日の行動、食事を思いだし、その中から改善可能な点を見つけ出す。

【資料の使い方】
・事前に対象者に渡すなどして記録してもらう。改善可能な生活習慣について対象者と一緒に確認していく。

（行動記録表の記入方法）
　行動の内容をその日のうちに記入しましょう。
　記入例を参考に、食事をした時間や運動についても記入して下さい。

（食事記録表の記入方法）
　食事の内容をその日のうちに、主食（ごはん2杯、うどん1杯等）とおかず（肉魚料理、野菜料理等）について記入して下さい。菓子類や飲み物、お酒も記入しましょう。
　量と味付けも分かる範囲で記入してみましょう。
　なお、記録は写真でも結構です。※写真撮影の注意点→斜め45°から撮る、全体が写るように撮る、自分が食べたもののみ撮る、コップは中身が見えるように撮る、明るい場所で撮る。

(資料3)

健　康　目　標　シート（私の目標）　C-8

お名前　_____

1. 自分の健康上の問題点に○を付けてみましょう。

　1. メタボリックシンドローム　2. 肥満　　3. 血圧
　4. コレステロール　　　　　　5. 血糖　　6. 肝機能
　7. 腎機能　　　8. 心電図　　9. その他（　　　　）

2. あなたの健康状態についてお尋ねします。
　（1）あなたの理想の健康状態が100点満点とすると、今の健康状態は何点ですか？

　0　10　20　30　40　50　60　70　80　90　100

　（2）今の生活を続けた場合、10年後の自分の健康状態は何点だと思いますか？

　0　10　20　30　40　50　60　70　80　90　100

3. どうしたら問題を解決していけるでしょうか？

4. 続けられる目標を立てましょう！まずあなたは何から始めますか？

　1.
　2.
　3.

D. 学校における集団栄養教育指導案例

指導案Ⅶ　学級担任と栄養教諭（学校給食栄養管理者）のチームティーチング（TT）による学級活動例

学童期のアセスメント A

(1) ライフステージ 学童期	(2) キーワード 食中毒，手洗い，野外炊飯
(3) 学習者 小学校5年生	(4) 栄養教育実施者（管理栄養士の立場） 栄養教諭
(5) 学習者の特性（栄養，食生活，生活について） ・本校は田園地帯にあり，センター給食が配給されている．一学年30人前後の小規模校である． ・低学年の頃から食中毒予防の指導に力を入れており，手洗いと消毒が習慣化されている． ・食事前の手洗いのアンケート調査により，せっけんで手を洗う児童が少ないことが明らかになった． ・宿泊研修で野外炊飯を行う予定であり，日常と異なる環境下で食中毒を防ぐ行動を身に付けることが必要である．	
(6) 学習者のニーズ（対象がほしい情報，必要とすべき知識・技術など） ・食中毒の原因について ・食中毒を予防するための手段	

食に関する指導の年間計画の例（小学校5年生） B

		4月	5月	6月	7月	8月	9月	10月	11月	12月	1月	2月	3月
	食に関する指導	◎食べ物の働きについて知ろう〈重・文・健〉 ・朝食の役割 ・節句料理と由来（行事食） ・歯の健康（カミカミ献立）			◎季節の食べ物について知ろう〈重〉 ・夏の食べ物 ・秋の食べ物 ・地場産物			◎食べ物と健康について知ろう〈健〉 ・栄養と病気（生活習慣病）のかかわり（欠乏と過剰，栄養素のバランス） ・三食のバランス（おやつのとり方） ・衛生的な給食準備の大切さ			◎食生活について考えよう〈健〉 ・給食について考える ・伝統食と世界の料理 ・食事のマナー（はしの持ち方，姿勢） ・食品の栄養的な特徴 ・バランスのよい食事		
	（給食目標）給食指導	●楽しい給食時間にしよう〈社〉 ・給食の準備 ・明るく落ち着いた雰囲気作り			●食事の環境について考えよう〈社・選〉 ・正しい食器の並べ方 ・会食の場にふさわしい会話 ・食中毒の予防			●感謝して食べよう〈感・文〉 ・食事のあいさつ ・好き嫌いせず食べる ・残さず食べる			●1年間の給食を振り返ろう〈社〉 ・会食と食事マナー ・衛生的な給食の実施 ・健康によい食べ方		
特別活動	学級活動	○安全に気を付けた給食の準備，歯を大切に			○夏休みの健康，運動と健康			○健康な生活習慣			○風邪の予防，成長を振り返ろう		
特別活動	学級活動	安全に気をつけた給食の準備〈選〉成長期に必要な栄養〈健〉	運動と栄養〈健〉朝食の大切さ〈重〉	歯を大切に〈健〉	夏の健康な生活〈健〉・夏の食事・上手な水分補給・おやつのとりかた		運動と健康〈健〉	健康な生活習慣〈重〉	栄養と病気〈健〉バランスよく食べよう〈健〉	冬の健康な生活〈健〉風邪の予防	食事のマナー〈社〉・朝食指導	風邪の予防〈健〉	心と体の成長をふり返ろう〈健〉・選択給食指導
	学校行事	春の遠足〈社〉身体計測・歯科検診〈健〉	耳鼻科検診〈健〉運動会〈社〉	歯科指導〈健〉	宿泊研修〈社〉		秋の遠足〈社・感〉	運動会〈社〉	学校へ行こう週間土曜参観〈社〉	交流給食〈社〉	給食週間〈感・文〉	学習発表会〈社〉	6年生を送る会〈社〉

〈 〉内は，食に関する指導の内容を示す．
〈重〉食事の重要性　〈健〉心身の健康　〈選〉食品を選択する能力　〈感〉感謝の心　〈社〉社会性　〈文〉食文化

学級活動における指導案：本時の展開例Ⓒ

第5学年　学級活動指導案例

日時　平成○年7月1日（木）　第4校時
授業者　鈴木　高志（学級担任）
　　　　佐藤　直子（栄養教諭）

1　題材名　　　食中毒をおこさない野外すい事をしよう
2　題材の目標
　　食中毒予防3原則を知り，自分達ができる方法を見つけ，安全な野外すい事を行うことができる．
3　食育の視点
　　・正しい知識・情報に基づいて，食品の品質および安全性などについて自ら判断できる能力を身に付ける．
　　・心身の成長や健康の保持増進のうえで望ましい栄養や食事のとり方を理解し，自ら管理していく能力を身に付ける．
4　題材設定の理由
　（1）題材観
　　　健康で楽しい野外学習を行うためには，安全衛生に気をつけた野外すい事を行うことが大切である．本校では食中毒予防指導に力を入れており，毎日の給食前の手洗いや配膳台の消毒が徹底して行われている．給食の前には，手洗いと消毒が習慣化されているように思われる．
　　　これから暑くなり，食中毒の発生が心配される季節となるが，その中，5年生は7月の宿泊研修で野外すい事を予定している．野外での研修は，普段の学校生活とは違う生活環境になる．このため，学校内で出来ている手洗いや消毒といった習慣化した行動がとれないことが予想される．野外は，学校の中より非衛生的な環境と考えられるので，なおさら食中毒を予防する学習を行わなければならない．
　　　そこで，食中毒を起こさず野外すい事を行うためには，「なぜきれいに手を洗うのか．」を考え，さらに食中毒予防の3原則「菌をつけない．菌をふやさない．菌をやっつける．」を理解し，自ら食中毒を防ぐ力を身につけさせたいと考え，本題材を設定した．
　（2）児童の実態
　　　給食の前の手洗いと家庭での手洗いについて調査したところ，意外な結果となった．給食の前にいつもせっけんで手を洗う児童は，なんと全体の11％であった．手を洗う時，だいたいせっけんを使う児童は72％で，あまりせっけんを使わない児童が17％もいた．
　　　家庭では，いつもせっけんで洗う（17％），だいたいせっけんを使う（61％），あまりせっけんを使わない（22％）という結果となり，学校で手を洗う時のデータとあまり変わらなかった．
　　　昨年度には，全校いっせいに手洗いの指導があったにもかかわらず，せっけんを使った手洗いが十分定着していなかったのには驚いてしまった．5年生は，普段の給食や調理実習，野外すい事ときれいな手洗いの必要な場面が大変多くなる．食中毒の予防は，まず手洗いからと言われるくらい重要なことなので手洗いの指導は必要不可欠だと考える．
　　　食中毒という言葉は，家庭科の授業もあり全員が知っていた．症状については，腹痛をあげた児童が72％いた．しかし，その原因についてふれていた児童は33％しかおらず，原因をおさえ予防することを教える必要性を強く感じた．
　（3）指導観
　　　「太郎さんの食中毒事件簿」の絵芝居を通して，食中毒の原因を考えさせたい．そして，手の菌を寒天培養した実験写真を見せて，せっけんを使って手洗いをしないと，多くの菌が手に残っていることを視覚的に強烈な印象を与えることにより，手洗いの重要性を実感させたい．さらに食中毒予防の3原則「菌をつけない．菌をふやさない．菌をやっつける．」を理解し，自ら食中毒を防ぐ力を身につけさせたい．
5　指導計画
　　・事前　　手洗いアンケート調査の実施　　（朝の会）
　　　　　　　カレーライスの作り方　　　　　（家庭科　1時間）
　　・本時　　食中毒のない野外すい事をしよう　（本時　1/1）
　　・事後　　野外活動　　　　　　　　　　　（7月9, 10, 11日）
6　本時の展開
　（1）ねらい
　　　安全な野外すい事をするために，食中毒予防3原則を知り，自分たちができる方法を見つけ，すすんで実践しようとする態度を育てる．
　（2）展開

過程	主な学習内容と活動	○指導上の留意点　●評価	教材・資料
導入	1．本時のめあてをつかむ． 　（1）「太郎さんの食中毒事件簿」を聞き，太郎さんのおなかが痛くなったわけを考える． 　　・手を洗わなかった．　〔児童の予想される反応〕 　（2）手洗いアンケート結果から問題点に気づく． 　めあて　〔食中毒をおこさない野外すい事の仕方を身につけよう．〕	○7月9日から野外すい事でカレーライスを作ることを思い起こさせる．（鈴木） ○お話形式で問題提起し，手を洗わなかったことで食中毒になったことをおさえる．（佐藤） ●日常，せっけんを使って手を洗っていない問題点に気づいたか．	「太郎さんの食中毒事件簿」の資料絵 手洗いアンケート結果 めあてのカード

展開	2. 手洗いをしない理由を追求し，手洗いの必要性を知る． 　(1) なぜ手洗いをしないのか，発表する． 　　・めんどくさい 　　・忘れる 　(2) 寒天培養の実験結果より，せっけんを使って手を洗う必要性に気づく． 3. 食中毒をおこさないために大切なことを知る． 　(1) 手洗い以外に大切なことはないか話し合い，発表する． 　(2) 食中毒予防の3原則を知る． 　　①菌をつけないこと 　　・料理を作る時や食べる時は，せっけんで手をきれいに洗いハンカチでふく． 　　・用具や食器をよく洗い，ふきんでふく． 　　・エプロン・三角きん・マスクなどを身につける． 　　②菌をふやさないこと 　　・食材の保管場所に注意する．（冷蔵庫など） 　　・食べる時間に合わせた調理をする． 　　③菌をやっつけること 　　・料理を作る時には，中まで火が通るようよく煮たり焼いたりする．	○実験結果の写真を掲示することで，手洗いの必要性に気づかせる（鈴木）． ●せっけんを使った手洗いの必要性に気づいたか． ○食中毒をおこさないために，手洗いの他に大切なことを班で話し合い，発表させる（鈴木）． ○食中毒予防の3原則について給食調理場の様子を見せながら話す．（佐藤） 　①菌をつけないこと 　②菌をふやさないこと 　③菌をやっつけること ●食中毒予防の3原則が理解できたか．	寒天培養の結果の写真 給食調理場の写真 食中毒予防の3原則のカード
まとめ	4. 食中毒予防の3原則をおさえ，実践への意欲を持つ． 　(1) 食中毒予防の3原則と，食中毒をおこさない野外すい事のために，自分はどんなことに気をつけるかをワークシートに記入する． 　(2) 食中毒予防のために，自分たちができることを発表し，実践への意欲づけを行う．	○野外すい事に向けて，食中毒をおこさない意識付けをする．（鈴木） ○机間指導を行う（鈴木，佐藤）． ●野外すい事で自分が実践することを決定し，ワークシートに書くことができたか．	ワークシート（野外すい事の献立と担当者を記入済み）

児童・生徒の作業中に，教師は机間を歩いて指導し，学習状況の把握をしたり個別指導が必要な場合に，その指導・助言が適切にできる．

(3) 評　価
　食中毒予防の3原則をふまえて，野外すい事で自分が実践することを決定し，ワークシートに書くことができる．
　（評価方法：ワークシート，発表）

(4) その他
　・他教科との関連：家庭科　わたしにできることをやってみよう～簡単な調理をしてみよう～
　・「太郎さんの食中毒事件簿」の内容：①手を洗わないでおにぎりを作って，食べる前にも手を洗わなかった．②夜，食中毒になった．

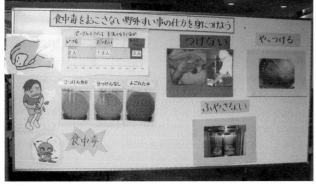
板書計画（概略）

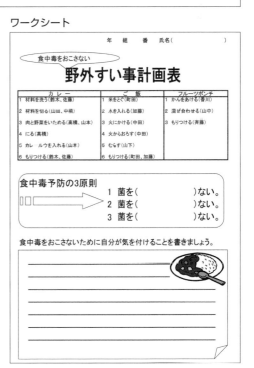
ワークシート

D．学校における集団栄養教育指導案例

コラム7　食物アレルギー児の栄養相談

正しい診断にもとづいた必要最小限の食物除去を行いながら，適切な栄養素を確保し，生活の質（QOL）を維持し，患児が「健康的で」「安心できる」「楽しい」食生活が送ることが出来るよう支援するのが栄養士に期待される役割である（厚生労働科学研究班による食物アレルギーの栄養指導の手引き2011）．

食物アレルギー児の保護者にとって食事は毎日の大きな課題でもあり心配事でもある．こういった不安を少しでも軽減するために管理栄養士・栄養士の専門的な知識と受容的な態度は重要な支援となる．食物アレルギー児をもつ保護者と管理栄養士・栄養士との接点は，保育所，幼稚園，学校，地域の福祉施設や病院などさまざまであり，管理栄養士・栄養士に求められる役割も場面によって異なる．園や学校ではやはり給食に関し保護者とのやり取りが多くなる．特に保育所・幼稚園から小学校，小学校から中学校へと進学する時期において，給食の対応の変化に不安を抱く保護者も少なくない．それぞれ進学先の管理栄養士・栄養士は保護者や児が不安なく新しい学校生活を迎えられるよう，それまで児が通っていた施設での対応について情報を収集し，十分な説明が出来るよう連携と準備が必要であろう．日々の給食においては，児の状態と保護者の要望を十分にリサーチしたうえで管理栄養士・栄養士としての専門知識を以って給食への対応を行っていく．

地域の保健所，保健センターでは，乳幼児健診などで食物アレルギー児の保護者と接する機会がある．多くの児はすでにかかりつけ医をもっていることが多いため，疾患そのものに対するコメントや食事方針に対する意見は主治医と食い違わないよう熟慮する．保護者の中には病院で受けた指導を十分に理解できないままであったり，間違った解釈をしていたりすることが会話の中から読みとれる場合がある．その際には，保護者の話を十分に聞き取ったうえで丁寧な説明を加えて保護者の誤解を解く，いわば「通訳」としての役割を果たすこともある．また，育児そのものが初めて，といった保護者には離乳食の進め方など一般的な育児に関するアドバイスをあわせて行いながら，保護者の不安を軽減していくのも地域の管理栄養士・栄養士の役割といえよう．

病院では，生化学検査データや身長，体重といった発育データ，日常の栄養摂取量といった客観的指標に基づきながら患児個々に見合った食事のあり方を助言していく．その際には，保護者が混乱しないよう医師や看護師など患児や保護者に関わる医療者と方針を一致させておく必要がある．診察時にゆっくりと生活の不安を吐露できなかった保護者にとって，栄養相談がその気持ちを十分に表出できる時間になることもある．不安の強い保護者にはある程度の時間を割いてその思いを傾聴する．小さな子どもを連れての栄養相談になることが多いため，面接場所はベビーカーに乗せた子どもと一緒に話が出来るよう，不必要なものを片付けゆったりとした空間を確保したい．栄養相談室が狭い場合，閉鎖空間を嫌う子どもが不機嫌になり落ち着いて話が出来ないときもある．そういった場合は，部屋の外で散歩をしながら保護者の話を聴くなど，子どもも保護者もリラックス出来る環境を柔軟に用意する．

保護者同士でさまざまな情報を共有していることも多く，中にはSNS（ソーシャル・ネットワーキング・サービス）を通じて情報交換を行っている場合も少なくない．その中には真偽の定かでない情報も含まれていることがあるが，栄養相談の際にはこういった保護者の情報収集法やその内容を断定的に否定することは避け，まずは児の健康のために行っている親としての思いを汲み取るべきである．そのうえで適切ではない選択を行っている保護者に対して「〇〇の方が△△ちゃんには向いているように思います」といった提案を行っていく．自分の行動を受容されて初めて医療側の助言が受け入れられることを常に心がける必要がある．アレルギー児が食べることの出来る市販品などについての情報は親同士の方が詳しいこともあり，管理栄養士・栄養士も常にそういった情報に対する感度を高めておくよう心がける．

また，食事時だけでなく食べこぼしやおやつの取り違えに対する配慮など，子どもとの暮らしのなかで起こり得る事故の可能性を常に想像しながら助言を行うことが大切である．患児に兄弟姉妹がいる場合は，その兄弟姉妹との暮らしを想像することも忘れてはいけない．「この料理はお兄ちゃんも一緒に食べられますね」「妹さんのお世話もあって，お母さんも大変なことでしょうね」など，保護者は患児だけでなくその他の子どもとの生活を行っているという面をいつも意識すべきである．

このように食物アレルギー児を持つ保護者の栄養相談は，専門的な情報提供や助言に終始するのではなく，患児と保護者が家庭で営む暮らしを常に想像し，保護者が抱く不安感やストレスを軽減できるようまずは保護者の思いを傾聴したうえで生活全般を支えるようなアプローチが求められる．

指導案Ⅷ　給食時間における食に関する指導案例

学童期のアセスメント例 A

(1) ライフステージ 　学童期	(2) キーワード 　感しゃの気持ち
(3) 学習者 　小学校3年生	(4) 栄養教育実施者（管理栄養士の立場） 　学校栄養職員
(5) 学習者の特性（栄養，食生活，生活について） ・都心部に位置し，1学年4クラスからなる大規模の自校式給食校である． ・給食の残食は少ないが，給食への関心が低い． ・毎日の食事作りに携わる人々の気持ちを考える機会が少ない．	
(6) 学習者のニーズ（対象がほしい情報，必要とすべき知識・技術など） 　食事作りに携わる人々の気持ちについて	

食に関する指導年間計画の一部の例（小学校3年生） B

	4月	5月	6月	7月	8月	9月	10月	11月	12月	1月	2月	3月
（給食目標） 給食指導	●給食の決まりを覚えよう〈社〉 ・給食の準備や片付けを協力して行う ・安全な運び方 ・上手な盛りつけの仕方			●食事の環境について考えよう〈社・選〉 （・正しい食器の並べ方） ・会食の場にふさわしい会話 ・食中毒の予防			●食べ物を大切にしよう〈感・文〉 ・食べ物について知る ・好き嫌いせず食べる （感謝して食べる）			●給食の反省をしよう〈社〉 ・丈夫な体をつくる ・食べ物の大切さを理解する ・協力して楽しい食事をする		

〈　〉内は，食に関する指導の内容を示す．
〈重〉食事の重要性　〈健〉心身の健康　〈選〉食品を選択する能力　〈感〉感謝の心　〈社〉社会性　〈文〉食文化

給食の時間における指導案，展開例 C

第3学年 給食の時間における食に関する指導案

　　　　　　　　　　　　　　　　　　　　日時　　平成 ○ 年10月15日（木）　　給食時
　　　　　　　　　　　　　　　　　　　　指導者　山本　大輔（学級担任）
　　　　　　　　　　　　　　　　　　　　　　　　近藤　由梨（学校給食栄養管理者）

1. 題材名　　感しゃの気もちをもって，食事をいただこう！
　　くりごはん，ぎゅうにゅう，きりぼしだいこん，いりたまごやき，のっぺいじる
2. 題材設定の理由
　　本学年には，給食の残食は少ないが，給食をさっさと食べて昼休み時間を楽しむというパターンの児童が多く，給食への関心が低いようである．そこで，学内のテレビ放送により給食作りに携わる人々の想いや努力を紹介し，給食や家庭での食事作りに携わる人々に感謝の気持ちをもって食事をいただくことができるよう，本題材を設定した．
3. 食育の視点
　　食事作りにかかわる人々に感謝の気持ちを持って，食事をする．
　　（重・健・選・㊙感・社・文）　← 食に関する指導の6つの目標に対応させる．
4. 目標
　　給食は多くの人々の想いや努力によって作られていることを知り，感謝の気持ちをもって食事ができるようになる．
5. 展開

時間配分	学習活動	指導上の留意点	教材・資料
導入 （1分）	1. 誰が食事を作ってくれているのかを考える． 2. めあてを知る．	○毎日の食事は，誰が作ってくれているのか問いかける．（山本） ○テレビ放送により，給食作りをしてくれている人たちの話を聞くことを伝え，めあてをつかませる．（山本）	テレビ放送 めあてのカード
	<div align="center">感しゃの気持ちをもって，食事をいただこう！</div>		

D. 学校における集団栄養教育指導案例

展開（35分）	3. 食事作りに携わる人々の努力や想いを知る． （1）給食作りについて ・給食の献立を作るときに考えていること ・給食を作っている時の想い ・残食を片付けている時の気持ち	○給食作りに携わる人とその人々の想いを伝える．（近藤） ・学校栄養職員 ・調理員	給食室で働く人のインタビュー映像
まとめ（1分）	（2）家庭の食事について 4. 食事を作ってくれる人の努力を知り，感謝の気持ちを持って食事をいただこうとする意欲を持つ．	○家庭でも，給食のように皆のことを考えて食事作りが行われていることを知らせる．（近藤） ○給食を作ってくれる人に感謝の気持ちを持って，給食を食べようとする意欲づけする．（山本） ○家庭でも食事を作ってくれる人に感謝して食事をしようとする態度を称揚する．（山本）	

6. 評価

　毎日の食事は，食事作りに携わる多くの人々の努力や想いによって作られていることがわかり，感謝の気持ちをもって食事をいただこうとする意欲を持つことができたか．

　関連教科（　道徳　）

　単元名　2-(4)　生活を支えている人々や高齢者に，尊敬と感謝の気持ちをもって接する．

　　　　　3-(2)　生命の尊さを感じ取り，生命あるものを大切にする．

（資料）

平成○年

10がつのこんだてひょう

		こんだて	ねつやちからのもとになる	ちやにくやほねになる	からだのちょうしをととのえる	エネルギー kcal	たんぱく質 g
1	木	ごはん ぎゅうにゅう メンチカツ ゆでキャベツ みそしる	ごはん あぶら ぱんこ こむぎこ	ぎゅうにゅう ぶたにく たまご あぶらあげ みそ	ピーマン キャベツ もやし にんじん こまつな	723	25.8
2	金	★じゅうごや★ にこみうどん ぎゅうにゅう もやしのナムル つきみだんご	うどん ごま しらたま ごまあぶら じょうしんこ さとう みずあめ	ぎゅうにゅう ぶたにく かまぼこ あぶらあげ きな	にんじん たまねぎ しいたけ ねぎ もやし こまつな	653	22.1
5	月	やきそばのごもくあんかけ ぎゅうにゅう さつまいもとリンゴのパイ	むしちゅうか あぶら でんぷん パイシート さつまいも バター さとう	ぎゅうにゅう ぶたにく えび いか なまクリーム たまご	しょうが にんじん たけのこ たまねぎ はくさい もやし りんご	537	20.9
6	火	ピタパン ぎゅうにゅう ワカメスープ くだもの	ホブサ でんぷん じゃがいも あぶら ごま	ぎゅうにゅう めかじき とりにく とうふ	にんにく ピーマン にんじん しょうが ねぎ わかめ あおな プルーン	657	35.3
7	水	★スーパーシェフきゅうしょく★ ぶたにくとたかなづけのたきこみごはん ぎゅうにゅう あきなすのあげに とりつくねとやさいのにこみ	こめ でんぷん あぶら さとう マロニー ごまあぶら	ぎゅうにゅう ぶたにく とりにく とりなんこつ とうふ たまご だいず	たかなづけ いとこんにゃく たまねぎ しょうが にんじん はくさい だいこん えのき エリンギ なす	658	29.6
8	木	かじょうとうふどん ぎゅうにゅう どさんこじる くだもの	こめ あぶら ごまあぶら さとう でんぷん ぶたにく バター	ぎゅうにゅう ぶたにく みそ なまあげ とうふ	にんにく しょうが にんじん タケノコ はくさい もやし ピーマン ねぎ ホールコーン わかめ ねぎ あおな なし	633	27.0
9	金	カレーライス ぎゅうにゅう おんやさいドレッシング てづくりゼリー	こめ おおむぎ じゃがいも あぶら バター こむぎこ	ぎゅうにゅう ぶたにく ゼラチン	にんにく たまねぎ にんじん りんご はくさい もやし ホールコーン あおな かんてん オレンジジュース みかんかん	690	18.0
12	月	たいいくのひ					
13	火	ごもくチャーハン ぎゅうにゅう まめじゃこ とんじる	こめ でんぷん あぶら さとう さといも	ぎゅうにゅう えび かまぼこ だいず ちりめんじゃこ ぶたにくあぶらあげ とうふ	たまねぎ にんじん たけのこ ごぼう しめじ ねぎ	650	27.1
14	水	★3-3リクエストメニュー★	むしちゅうか じゃがいも さつまいも サイダー さとう	ぎゅうにゅう ぶたにく とうにゅう	にんにく しょうが にんじん ホールコーン ねぎ もやし あおな かぼちゃ れんこん ももかん パインかん りんご みかんかん	666	18.4
15	木	くりごはん ぎゅうにゅう きりぼしだいこんいりたまごやき のっぺいじる	こめ くり でんぷん あぶら さとう さといも あかまい	ぎゅうにゅう ぶたにく とりにく あぶらあげ	きりぼしだいこん にんじん こんにゃく さやいんげん だいこん ごぼう ねぎ	647	27.8
16	金	ごはん ぎゅうにゅう すぶた みそしる	こめ あぶら でんぷん さとう	ぎゅうにゅう ぶたにく あぶらあげ みそ	しょうが にんじん たまねぎ たけのこ ピーマン しいたけ パインかん ねぎ だいこん あおな	650	23.8

[狛江市立緑野小学校]

コラム8　学校における栄養教育（食に関する指導）

　学校での栄養教育は食に関する指導といわれ児童・生徒の健全な生活態度の育成を図ることを目標としています．学校給食栄養管理者（栄養教諭，学校栄養職員）は，食に関する指導における専門家として役割がますます期待されています．ただし，子どもがどのような時期に，どのような内容を勉強しているか，今どのようなことに興味があるのか，一人ひとりの子どもの家庭の様子など一番理解しているのは学級担任です．また子どもの健康状態に詳しい養護教諭との連携も重要です．すなわち，学校での食に関する指導は，さまざまな教職員がかかわって指導計画の作成や実施が成り立っています．

　そして，食に関する指導は，全教育活動を通して行われることから，学校全体の教育目標を中心とした全体計画，それを基に作成された年間指導計画に位置づけられた単元（題材）により指導が行われています．小中学校の教育課程は学習指導要領に基づくことから，学校給食栄養管理者にとっても，食に関する指導において，学習指導要領の目標や内容との関連を把握しておくことが望まれます．

　指導にあたっては子どもの実態に応じて，教師が目指す指導のねらいをよく話し合って確認し，共通理解を深めること，そして栄養の専門家として子どもにわかりやすく，興味・関心を高める題材，学習の順序や方法などをもとに学習指導案が作成されるべきです．学習指導案の様式は学校や教師によってさまざまですが，基本的な形は同じです．

　さらに，給食時間は，食に関する指導において，意図的，計画的にくり返し指導することで理解を深め，習慣化する際に極めて効果的であり，「生きた教材」として活用されます．ある学校給食栄養管理者の方がいわれた「学びの旬をつなぐ学校での食育活動」という言葉が深く印象に残っています．まさに生きた教材である給食は，食事の重要性や心身の健康を理解し，食品を選択する能力，感謝の心，社会性，食文化を身につけるために，発達段階に応じて学年ごとに，国語や社会，保健など教科の学習に関連する題材をタイムリーに取り上げて繰り返し行われます．毎日の給食を通して子どもの分かった，できた，おもしろかった，これからやってみようというキラキラした笑顔が増えることを目指して，学校給食栄養管理者は日夜がんばっています．

栄養教育論実習 第2版 索引

英数

BMIの判定：body mass indexの判定	4, 18
EBN：evidence based nutrition	1, 66
GROWモデル	104
JARD 2001：Japanese anthropometric reference data 2001	4
Mets：metabolic equivalent	7, 13
PAL：physicalactivity level	6
SP：simulated patient	117
TT：team teaching	143

あ

あいづち	49
アセスメント	1, 3, 24, 88
インターネット	61
うなずき	49
影響評価	79
栄養アセスメントの評価指標	4
栄養教育計画書	88
栄養教育啓発用ポスター	68, 76
栄養教育媒体	68, 70, 76
栄養教諭	65, 91, 143, 149
栄養計画	23
栄養指導依頼・報告書	119
栄養指導カルテ	115
栄養状態の把握	14
栄養診断	1
栄養相談の流れ	102
栄養素摂取状況の評価	20
栄養素等摂取状況調査	17
栄養比率	41
栄養目標量	39
エビデンス	66

か

カウンセリング	47, 113
科学的根拠に基づく栄養	66
学級活動	143
──指導案	88
学校給食栄養管理者	91, 149
紙芝居	78, 94
看護師情報	114
基礎代謝基準値	9
基礎代謝量	8
気持ちを受けとめる	51
気持ちを表現する	51
給食時間における指導	147
給食のねらい	93
共感的理解	48
教材	68
薬	3, 25
クライエント	48, 52
経過評価	79
継続支援	112, 122
傾聴	48
結果評価	79
健康教育	37, 58
健康教室	141
健康信念モデル	26, 32, 33
健康づくりのための身体活動基準2013	7
行動意思理論	26
行動科学理論	35, 98
行動計画	104, 121
行動変容	29, 80, 104, 123, 140
──の変化の過程	31
行動目標	59, 102, 122
国民健康・栄養調査結果	43
心がまえ	97
──の把握	29
個人栄養教育	97
コーチング	104
骨粗鬆症予防教室	130
コーピング	30
献立	39
献立作成	23, 46

さ

参加型クラス	87
支援レベル	121
自覚症状調査	27
自己効力感	37
支持	48
指示栄養量	39
実現可能性	59
指導案	61, 68, 88, 94, 127
指導細案	94
シナリオ	56, 94, 99, 105
社会的学習理論	30
社会的認知理論	30
集団栄養教育計画	86
集団栄養教育実施評価表	96
集団栄養教育指導案	127
集団討議法	54
受容	48
準備性	29, 97
情報の信頼性	66
初回面接	105, 122
食育	58
食育プログラム	128, 135
食事記録法	14
食事計画	19, 38
食事調査	14
食事調査用紙	116
食事バランスガイド	15
食習慣調査	26
食生活状況の評価	20
食生活状況報告	116
食生活の自己管理	31
食に関する指導案	147
食に関する指導の全体計画	89
食に関する指導の年間計画	143
食品群別荷重平均栄養成分表	41, 43
食品群別摂取状況表	17
食品群別摂取量	23, 40
食品構成	39, 40, 41
食品摂取頻度調査	26
食物アレルギー	65, 146
身体活動の評価	6
身体活動レベル	6, 18
身体計測	3, 117
身体状況の把握	3
推定エネルギー必要量	8
ストレス	30, 106
スライドの作成	73
生活習慣病予防	18, 97
生活習慣を変える8つのポイント	30
生活状況調査	26
セルフエフィカシー	36, 37
ソーシャルサポート	30

た

タイムスタディ	12
卓上メモ	71
チームティーチング	143
調理実演	130
著作権	62, 66
電話による支援	122
動機付け	70
動機付け支援	124
糖尿病	28, 115
糖尿病教室	139
糖尿病食事療法のための食品交換表	22
特定保健指導	105
トランスセオレティカルモデル	31, 37

な

内臓脂肪症候群	124
日本食品標準成分表	39
日本人の食事摂取基準	18
日本人の身体計測基準値	4
妊婦教室	132

は

媒体	68
バズセッション	54
パネルディスカッション	54
板書計画	91, 145

パンフレット	46	保育課程	137	**やらわ**	
皮下脂肪厚の評価	4	保健指導	97	優先順位	59
必要栄養量	39	保健指導報告書	125	要因分析	59
病室シミュレーション	114	ポスター	68, 76	リーフレット	46
病態の理解	121	**ま**		両親教室	132
疲労蓄積度自己診断	27	メタボリックシンドローム	124, 141	臨床検査	24
フィードバックシート	103	メッツ値	6	臨床症状の把握	24
プリシード・プロシードモデル	30, 58	メーリングリスト	64	臨床診査	24
プリシードモデル	58	メールによる支援	123	6-6式討議法	54
ブレインストーミング	54	模擬患者	117	ロールプレイ	98, 110, 122
プレゼンテーション	73	問診	24	ワークショップ	58, 87, 133
ベッドサイド訪問	114	問題行動	59		
ヘルスビリーフモデル	30, 37				

編者紹介

片井　加奈子
　1994 年　徳島大学医学部栄養学科卒業
　1999 年　徳島大学大学院栄養学研究科博士後期課程修了
　現　在　同志社女子大学生活科学部 教授

川上　貴代
　1991 年　徳島大学医学部栄養学科卒業
　1993 年　徳島大学大学院栄養学研究科博士前期課程修了
　現　在　岡山県立大学保健福祉学部 教授

久保田　恵
　1991 年　徳島大学医学部栄養学科卒業
　1993 年　徳島大学大学院栄養学研究科博士前期課程修了
　現　在　岡山県立大学保健福祉学部 教授

NDC 590　　158 p　　30 cm

栄養科学シリーズ NEXT

栄養教育論実習　第 2 版

2015 年 1 月 28 日　第 1 刷発行
2024 年 8 月 19 日　第 15 刷発行

編　者	片井加奈子・川上貴代・久保田 恵
発行者	森田浩章
発行所	株式会社　講談社
	〒112-8001　東京都文京区音羽 2-12-21
	販売　(03)5395-4415
	業務　(03)5395-3615
編　集	株式会社　講談社サイエンティフィク
	代表　堀越俊一
	〒162-0825　東京都新宿区神楽坂 2-14　ノービィビル
	編集　(03)3235-3701
印刷所	半七写真印刷工業株式会社
製本所	大口製本印刷株式会社

KODANSHA

落丁本・乱丁本は，購入書店名を明記のうえ，講談社業務宛にお送りください．送料小社負担にてお取り替えします．なお，この本の内容についてのお問い合わせは講談社サイエンティフィク宛にお願いいたします．
定価はカバーに表示してあります．

© K. Katai, T. Kawakami and M. Kubota, 2015

本書のコピー，スキャン，デジタル化等の無断複製は著作権法上での例外を除き禁じられています．本書を代行業者等の第三者に依頼してスキャンやデジタル化することはたとえ個人や家庭内の利用でも著作権法違反です．

JCOPY　〈(社)出版者著作権管理機構　委託出版物〉
複写される場合は，その都度事前に(社)出版者著作権管理機構（電話 03-5244-5088，FAX 03-5244-5089，e-mail : info@jcopy.or.jp）の許諾を得てください．
Printed in Japan

ISBN978-4-06-155381-1

栄養科学シリーズ NEXT

基礎化学 第2版 新刊 ISBN 978-4-06-535640-1	運動生理学 第2版 ISBN 978-4-06-155369-9	栄養教育論実習 第2版 ISBN 978-4-06-155381-1
基礎有機化学 第2版 新刊 ISBN 978-4-06-535642-5	食品学 ISBN 978-4-06-155339-2	栄養カウンセリング論 第2版 ISBN 978-4-06-155358-3
基礎生物学 ISBN 978-4-06-155345-3	食品学総論 第4版 ISBN 978-4-06-522467-0	医療概論 ISBN 978-4-06-155396-5
基礎統計学 第2版 新刊 ISBN 978-4-06-533602-1	食品学各論 第4版 ISBN 978-4-06-522466-3	臨床栄養学概論 第2版 ISBN 978-4-06-518097-6
健康管理概論 第4版 ISBN 978-4-06-533432-4	食品衛生学 第4版 ISBN 978-4-06-155389-7	新・臨床栄養学 第2版 ISBN 978-4-06-530112-8
公衆衛生学 第3版 ISBN 978-4-06-155365-1	食品加工・保蔵学 ISBN 978-4-06-155395-8	栄養薬学・薬理学入門 第2版 ISBN 978-4-06-516634-5
食育・食生活論 ISBN 978-4-06-155368-2	基礎調理学 ISBN 978-4-06-155394-1	臨床栄養学実習 第3版 ISBN 978-4-06-530192-0
臨床医学入門 第2版 ISBN 978-4-06-155362-0	調理学実習 第2版 ISBN 978-4-06-514095-6	公衆栄養学概論 第2版 ISBN 978-4-06-518098-3
解剖生理学 第3版 ISBN 978-4-06-516635-2	新・栄養学総論 第2版 ISBN 978-4-06-518096-9	公衆栄養学 第7版 ISBN 978-4-06-530191-3
栄養解剖生理学 ISBN 978-4-06-516599-7	基礎栄養学 第4版 ISBN 978-4-06-518043-3	公衆栄養学実習 ISBN 978-4-06-155355-2
解剖生理学実習 ISBN 978-4-06-155377-4	分子栄養学 ISBN 978-4-06-155397-2	地域公衆栄養学実習 ISBN 978-4-06-526580-2
病理学 ISBN 978-4-06-155313-2	応用栄養学 第6版 ISBN 978-4-06-518044-0	給食経営管理論 第4版 ISBN 978-4-06-514066-6
栄養生化学 ISBN 978-4-06-155370-5	応用栄養学実習 第2版 ISBN 978-4-06-520823-6	献立作成の基本と実践 第2版 ISBN 978-4-06-530110-4
生化学 第2版 新刊 ISBN 978-4-06-535641-8	運動・スポーツ栄養学 第4版 ISBN 978-4-06-522121-1	
栄養生理学・生化学実験 ISBN 978-4-06-155349-1	栄養教育論 第4版 ISBN 978-4-06-155398-9	

東京都文京区音羽 2-12-21
https://www.kspub.co.jp/

KODANSHA

編集 ☎03(3235)3701
販売 ☎03(5395)4415